Los principios de la Reflexoterapia

Jose María Alarte

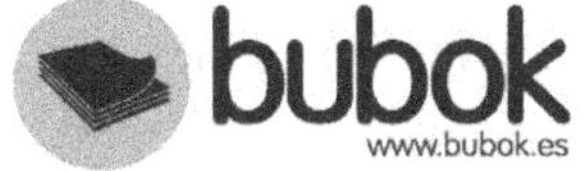

1ª Edición
ISBN: 978-84-9981-812-2
ISBN PDF: 978-84-9981-813-9
DL: M-23890-2011
Impreso en España / *Printed in Spain*
Impreso por Bubok

ÍNDICE

La acupuntura China, precursora de la Reflexoterapia 13
¿La Reflexoterapia podal nos interesa? 17
Las zonas de reflejo pódales-imagen de las zonas corporales 19
Las 10 zonas longitudinales del cuerpo 21
Las cuatro zonas transversales del cuerpo 25
Enfermedades y su diagnóstico 27
Reacciones al reflexomasaje podal 29
Prevención y tratamiento de enfermedades............... 33
Reflexoterapia podal para el cuidado diario de la salud.... 35
El masaje podal: prevención de la salud y terapia de enfermedades 39
Diagrama de situación de órganos en las zonas reflexógenas del pie 43

El tratamiento mediante zonas de reflejo no es un logro de nuestro siglo. Ya tempranamente, la medicina presintió que la mayoría de las funciones corporales son guiadas por reflejos, los cuales en parte son innatos, en parte deben aprenderse durante la infancia. Sólo este guiado automático, (sin intervención de nuestra voluntad) de muchas funciones vitales, libra nuestra mente de la obligación continua de pensar y llevar a cabo por voluntad cada reacción y cada movimiento; está libre entonces para otros (más altos) cometidos mentales. Muchos reflejos ordenan, mediante el sistema nervioso, movimientos musculares, por ejemplo el conocido reflejo de flexión de la rodilla, al golpear ligeramente el correspondiente punto sobre la piel o el retirar la mano cuando toca una cosa candente. Pero también las pequeñas tensiones musculares, las cuales son necesarias para el mantenimiento vertical del cuerpo en el espacio y del equilibrio, los pelos de punta en caso de frío o susto (piel de gallina), el sudor, los estados de tensión, los movimientos de los órganos digestivos y el trabajo de las glándulas (por ejemplo la segregación de saliva y otros fermentos digestivos) normalmente se realizan mediante reflejos. También pronto, la medicina descubrió, que a causa de la organización originariamente segmentaria del ser humano, (la cual se mantiene de por vida en la columna vertebral, en nervios ayecentes y en las costillas), existen conexiones entre órganos internos y zonas de la piel. Estas son la causa de que dolores de los órganos se transmitan reflejante al sistema nervioso, a las correspondientes zonas de la piel. Típico por ejemplo, es el dolor del corazón, en el brazo izquierdo o el dolor de la vejiga reflejado al hombro derecho. Inversamente sin embargo, es posible influir en él reflejamente desde el exterior sobre órganos internos, a través de las correspondientes zonas de la piel.

El neurólogo inglés Sir Henry Head (1861-1940) investigó en profundidad estas relaciones y desarrolló una especie de "mapa" de las zonas de reflejo de la piel, las cuales fueron denominadas según él "Zonas de Head". Además conocemos las "Zonas Macckenzie" de la musculatura, las cuales permiten una clasificación de la musculatura en segmentos, los cuales reflejan dolores de órganos internos y a través de los cuales se puede influir reflejamente sobre enfermedades internas. La reflexoterapia en general aprovecha los conocimientos sobre las conexiones de nervios entre segmentos internos de órganos, músculos y piel, para influir reflejamente sobre enfermedades desde el exterior. Los métodos, mediante los cuales esto es posible, los conoceremos más adelante.

La tierra se comporta como un gigantesco imán. Su campo magnético interpenetra y cubre uniformemente toda la superficie del planeta, así como, a los seres vivos que en él habitan. La vida sobre la Tierra se ha creado y desarrollado dentro de este campo magnético, razón por la cual sería de esperar que dicho campo esté vinculado fuertemente con los procesos vitales. Sin embargo, la ciencia no ha considerado en profundidad esta relación sino hasta fechas recientes.

Investigaciones de laboratorio y de los vuelos espaciales (NASA) han puesto de manifiesto que la carencia del campo magnético terrestre, durante períodos prolongados de tiempo, perturban fundamentalmente los procesos biológicos, actuando sobre los procesos enzimáticos celulares, los cuales se ralentizan hasta tal punto que, funciones típicamente vinculadas a la vida, como la reproductora, disminuyen en su actividad. Si la reducción del campo magnético se prolonga suficientemente, los organismos vivos sufren importantes mermas en sus actividades biológicas. Su fertilidad disminuye drásticamente, sus conductas se alteran fuertemente, sus tejidos y órganos se deterioran y sus vidas se acortan hasta que finalmente les sobreviene la muerte.

El desarrollo tecnológico y el sistema de vida actual, ha creado una serie de habitáis artificiales y estructuras sociales que aglutinan y masifican a los seres humanos en ciudades. En estos lugares, las condiciones de vida natural, se ven afectadas profundamente. Las industrias, las redes y centrales de alta tensión, las instalaciones y aparatos eléctricos, las ondas de radio, las estructuras de hormigón y metálicas de los edificios, etc., interfieren, modifican y perturban el flujo natural del campo magnético terrestre.

Según el investigador en estos temas, el Dr. Nakagawa, esta contaminación del campo magnético produce en el hombre civilizado el llamado **"SÍNDROME DE CARENCIA DEL CAMPOMAGNÉTICO TERRESTRE",** que no es más que el conjunto de síntomas atribuibles a dicha carencia.

Los imanes se han usado con fines terapéuticos, prácticamente desde que fueron descubiertos. A continuación expondremos, a modo de resumen, los usos que se daban a la piedra imán en la antigüedad. Así como los resultados obtenidos en los trabajos realizados, con imanes de mayor potencia, en épocas más recientes. Aristóteles fue el primero en evocar las propiedades terapéuticas de la piedra imán.

Plinio, hablaba del uso del imán para las enfermedades de los ojos. Galeno, usaba los imanes para combatir el constipado. Marcelo, filósofo y médico francés, calmaba los dolores de cabeza con un imán colgado del cuello. Alejandro de Tralles utilizaba los imanes para combatir los dolores en las articulaciones.

Avicena usaba los imanes para combatir la melancolía. Alberto Magno manifestó que el imán ejercía una acción favorable y poderosa sobre el organismo. Paracelso, padre de la medicina holística, fue el primero en emitir la noción de polaridad, usando uno u otro polo del imán, según el efecto buscado. Hasta entonces, se usaban los polos indistintamente, y como consecuencia, los resultados obtenidos fueron a veces contradictorios, como era de esperar, si tenemos en cuenta que cada polo del imán posee propiedades diferentes que le son características. Paracelso escribió lo siguiente: "El imán atrae el hierro; puede circunscribir la enfermedad o detenerla. La regla de oro de la medicina consiste precisamente en detener la extensión del mal, concentrarlo y hacerlo desaparecer.

El imán es especialmente favorable en todas las inflamaciones, en las enfermedades del intestino y del útero, en las afecciones internas como las externas". En Francia, la Real Sociedad de Medicina, encargó a Androy y Thouret un trabajoqueconsistíaen **VERIFICAR LA EFICACIA DEL IMÁN EN EL TRATAMIENTO DE LAS ENFERMEDADES.** Fue publicado en 1777 y las conclusiones a las que llegaron fueron tan favorables que la única reserva que manifestaron era el riesgo de que este nuevo método terapéutico se convirtiera en una panacea.Terminaron su trabajo con las siguientes palabras: **"EL IMÁN PARECE OBLIGADO A CONVERTIRSE EN EL FUTURO EN UN INSTRUMENTO DE GRAN UTILIDAD EN MEDICINA".**

En Japón, el Dr. Nakagawa, después de experimentar por más de veinte años,llegó a la conclusión de que actualmente nuestra civilización y en especial en las ciudades, padece lo que él ha venido a llamar **"SÍNDROME DE CARENCIA DEL CAMPO MAGNÉTICO DE LA TIERRA".** Observó que la falta del campo magnético terrestre ocasiona en nuestro cuerpo, rigidez de hombros, espalda, nuca y lumbagos sin ninguna evidencia radiológica, dolores en el tórax sin causa precisa, jaquecas pertinaces, dolores de cabeza, vértigos, insomnio, constipado, lasitud...

Puesto que la utilización de los imanes hace desaparecer o atenuar estos trastornos en porcentajes elevados, esto hace suponer que sea la carencia del campo magnético la causante de los mismos. Otras investigaciones, también realizadas en Japón, pero a nivel interno, en los tejidos y células que lo componen, revelan lo siguiente: La actividad celular es influenciada gracias a una aceleración de los cambios celulares con el medio extracelular. por reconstitución de la carga eléctrica de la membrana celular. El campo magnético ejerce una influencia sobre la permeabilidad de los iones de sodio y potasio a través de las membranas, modificando así el grado de excitabilidad de los tejidos nerviosos y musculares. Al nivel de transmisión de los influjos nerviosos donde la influencia del campo magnético favorece o inhibe la liberación de pequeñas cantidades de neuro transmisores. i. Al nivel del revestimiento cutáneo, donde un efecto histamínico manifiesta la acción del campo magnético sobre el sistema nervioso autónomo por una estimulación del sistema parasimpático. Al nivel intracelular, los procesos oxidativos de las mitocondrias son incrementados con un fuerte aumento de la consumición de oxígeno (110%). Esta constatación está en concordancia con los datos conocidos sobre la fisiología del dolor que parece siempre acompañado de un déficit de oxígeno a nivel del tejido. Además, el aumento de la temperatura local provocado, hace suponer una mayor circulación sanguínea y un aporte extra de oxígeno en esta zona.

La acupuntura China, precursora de la Reflexoterapia

Las raíces del tratamiento de zonas de reflejo tienen su origen lejano en la época precristiana. Presumiblemente su cuna está en la antigua China donde ya hace 5 milenios se practicaba el tratamiento de enfermedades mediante presión y masaje en determinados puntos de la piel. En aquel entonces también fue creada la primera imagen, respaldada por la filosofía naiurista china, de vías energéticas que cruzan el cuerpo. Bajo ello no deben imaginarse vías en el sentido anatómico como los vasos sanguíneos y nervios, sino direcciones fijas de flujo de energía. En la antigua China se desarrolló el simple masaje en puntos de la piel (acupresión), mediante la utilización de piedras afiladas y trozos de madera, más tarde agujas de metal, preferiblemente de plata u oro.

De esta forma nació la acupuntura, que en auge en los últimos 15 años encuentra también en el ámbito cultural occidental cada vez más atención y es investigada científicamente con exactitud. De la experiencia de los chinos (los cuales presumiblemente fueron los primeros en descubrir qué enfermedades de órganos internos pueden ser influidas y curadas, desde el exterior a través de determinadas zonas de la piel), surgieron todos los demás métodos de la Reflexoterapia, directamente o al menos de forma indirecta.

Aun cuando ya no se basan en las ideas tradicionales (de la medicina china de los meridianos de energía), sino sobre todo en la investigación del sistema nervioso y los reflejos posibles a través de él, las posteriores investigaciones en parte fueron inspiradas por la acupuntura, la cual se puede entender como la precursora de todas las terapias de zonas de reflejo. Reflexoterapia: la evolución hasta hoy De manera complicada llegó la forma china de la reflexoterapia a la India, y más tarde a Europa y América donde hoy día ya no pueden ser reconstruidas. Seguro de todas formas es que los indios practicaron ya poco después de los chinos una especie de acupresión. Pero después fue olvidada otra vez. En Europa surgieron informes serios sobre el tratamiento de órganos internos mediante masaje y otros métodos de la Reflexoterapia (por primera vez en el siglo XVI). Nos ha sido transmitida todavía por ejemplo una discusión científica del médico de Leipzig Dr. Bael sobre la reflexoterapia, la cual fue publicada en el año 1580 y un informe sobre el escultor florentino Benvenuto Cellini (1500-1571) el cual trató estados de dolor agudo mediante *presión sobre dedos de los pies.* Pero también en América en aquel tiempo se conocía la reflexoterapia, aparentemente ya desde hacía tiempo. Los aborígenes utilizaron habitualmente esta forma de tratamiento contra diversas enfermedades, siendo guardado su conocimiento celosamente por los curanderos de los pueblos indios y transmitido oralmente. La reflexoterapia con base científica comenzó en el siglo XIX. En ello participaron principalmente los siguientes investigadores: E y W. Huneke, los descubridores del fenómeno del segundo (1841), el cual se convirtió en la base de la terapia del campo de interferencias; los dos investigadores demostraron que mediante inyección de un anestésico local con efecto sobre el sistema nervioso en un campo de interferencias (por ejemplo cicatrices,focos de enfermedad en raíces dentales o amígdalas) se pueden hacer desaparecer dolores en otras regiones corporales mediante efectos reflejos a distancia,rápidamente durante al menos 20 horas, en caso de repeticiones para siempre. Iwan P. Pawlow, premio Nobel del año 1904, el cual junto a su asistente y posterior sucesor Alexei D. Speranski, explicó los reflejos y demostró que el sistema nervioso tiene en el desarrollo de enfermedades un gran o posiblemente destacado significado; con sus famosos experimentos desarrolló las bases científicas de la reflexoterapia.

Sir Heniy Head, el neurólogo inglés, al cual debemos el ya mencionado "mapa" de la zona de reflejo de la piel. William Fitzgerald, el cual a principios del siglo XX comenzó con el desarrollo de su "terapia de zonas" y desarrolló la separación del cuerpo en 10 zonas verticales. A través de ello fue el *precursor de la actual reflexoterapia podal.*

Probablemente Fitzgerald también se sirvió para ello del tesoro de experiencias de los pueblos indios de su patria americana. Eunice Ingham, la masajista americana que *trasladó las zonas corporales* de Fitzgerald *a los pies* y desarrolló técnicas de tacto especiales para el tratamiento de las zonas pódales. Con ello el edificio de enseñanza y terapia de la reflexoterapia, en la cual el reflexomasaje podal obtuvo una importancia cada vez mayor, se completó. En las pasadas décadas, el tratamiento de las zonas de reflejo *se acreditó millones de veces* y pudo ser desarrollado como un método de curación de la biomedicina fundado y adaptado individualmente a cada paciente. En pacientes y terapeutas goza de un gran prestigio.

¿La Reflexoterapia podal nos interesa?

Desde hace algún tiempo aumentan considerablemente los informes sobre efectos secundarios adversos y hasta peligrosos de medicamentos. A **causa de ello, en los últimos años han sido retirados del mercado por completo o en parte,** o al menos fuertemente reducidos en sus campos de aplicación, diversos preparados hormonales sintéticos pero sobre todo muchos antiinflamatorios. Estos "escándalos de medicamentos" **demuestran dramáticamente que: quien hoy día ingiere un medicamento también corre siempre un posible riesgo,** por muy acreditado que sea éste. Aún así, éstos no están obsoletos, ya que existen enfermedades para las cuales todavía son imprescindibles, y deben aceptarse determinados efectos secundarios. Sin embargo, cuanto más exhiban estas sustancias su faceta indeseable, más importante será su uso responsable, y cauteloso. Esto actualmente lo reconocen cada vez más personas, **lo cual explica por qué medios biológicos de curación natural, sin efectos secundarios preocupantes,** gozan cada vez de más prestigio, y por qué también **la medicina académica se vuelve poco a poco a acordar del tratamiento "suave" mediante plantas medicinales, aplicaciones de agua y otros métodos de curación** de acuerdo con la naturaleza, los cuales **últimamente ganan considerablemente en importancia, y** a **los cuales también pertenece la reflexoterapia.** Probablemente sea uno de los **me-**

dios curativos más antiguos de la **humanidad, ya que todo el mundo se frota instintivamente una zona corporal dolorosa,** por ejemplo en caso de dolor de cabeza, o si se ha golpeado el codo. Además, el tratamiento de las zonas reflejas en su forma más simple, puede prescindir de cualquier medio auxiliar.

Esta educación para el autotratamiento hoy día es cada vez más importante, ya que el número de personas que en caso de enfermedad y casos justificados quieren -como pacientes adultos- ayudarse ellos mismos, crece cada vez más. Esto probablemente tiene **su causa principal en el descontento de muchas personas con la unilateral medicina académica y sus métodos,** los cuales muchas veces sólo pueden disminuir los síntomas pero no curar de verdad. A los pacientes críticos que han reconocido esto -muchas veces a través de la propia experiencia dolorosa- conviene, sobre todo, la autoayuda mediante la Reflexoterapia. la cual es muy efectiva y bien tolerada si es aplicada correctamente.

A pesar de que la medicina oficial aún no haya reconocido ilimitadamente la Reflexoterapia podal o corporal, **estos dos métodos de curación en el futuro tendrán cada vez más importancia** en la medicina como alternativa al tratamiento medicamentoso y **como terapia complementaria de muchas enfermedades.**

Las zonas de reflejo pódales-imagen de las zonas corporales

La Reflexoterapia podal parte de la idea de que los **pies representan** una imagen esquemática del **cuerpo entero y sus órganos. A sus diversas partes** corresponden pues **muy determinadas zonas de los pies.** Mediante el masaje de éstas puede influirse reflejamente sobre los correspondientes órganos internos y partes. Además las zonas de **los pies tienen importancia diagnóstica, ya que dolores** de presión de zonas singulares **indican trastornos funcionales** y enfermedades de las **correspondientes áreas corporales.** Actualmente es habitual separar **el cuerpo en 10 zonas verticales y 4 zonas horizontales.** *Estas zonas también las reencontramos en los pies.* Ellas dividen el pie en un retículo longitudinal-transversal esquemático del cuerpo, en el cual se pueden situar las partes del organismo y los órganos según su emplazamiento real. De esta forma se crea un *"mapa" entero de éste en los pies,* el cual permite una Reflexoterapia exacta. Este retículo no es inferior a las zonas de reflejo de la piel de Mead para el resto de la Reflexoterapia.

Las 10 zonas longitudinales del cuerpo

La teoría de las 10 zonas longitudinales la debemos al ya anteriormente mencionado médico americano Dr. William Eitzgerald (18~2-19 (2). el cual ha sido uno de los cofundadores de la Reflexoterapia moderna. Fitzgerald partió de la idea de que el organismo, desde la cabeza a los pies y desde los hombros a las manos, está separado en 10 zonas iguales, de orientación vertical. En los hombros y en la parte inferior del cuerpo, estas zonas se reparten de tal forma, que cada brazo y cada pierna contenga respectivamente 5. Estas pasan a través de todos los tejidos y órganos. Es factible comparar estas 10 zonas longitudinales con los meridianos de la medicina china, aunque las vías de éstas no coincidan exactamente con las zonas del cuerpo de Fitzgerald.

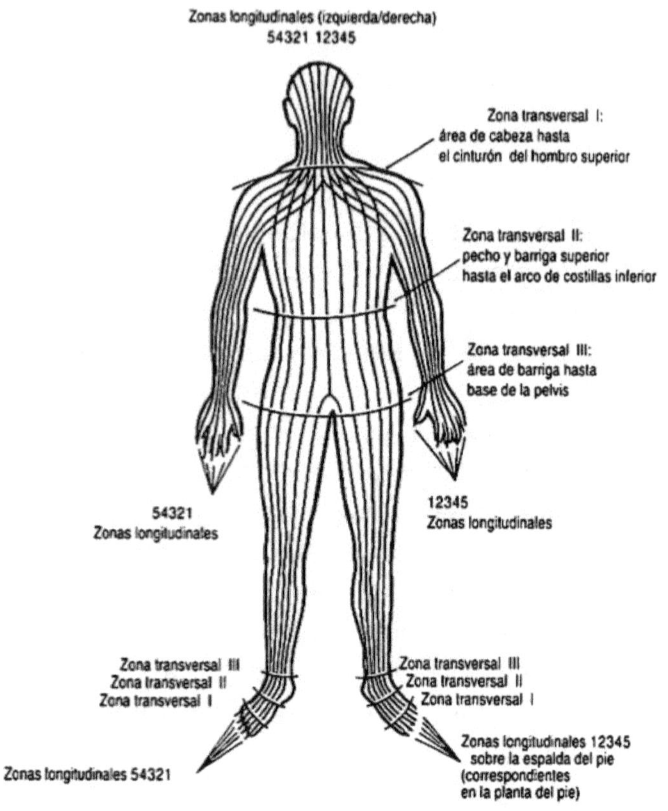

Quizá las zonas verticales del cuerpo representen meridianos chinos simplificados, los cuales fueron desarrollados para la aproximación a la acupuntura por la medicina occidental. Una aclaración definitiva a esta pregunta y una prueba científica concluyeme para las 10 zonas no es posible todavía, pero después de toda la experiencia práctica ya no hay dudas fundadas acerca de ellas. **La Reflexoterapia podal traslada las 10 zonas longitudinales del cuerpo a los pies,** o sea que separa la planta y el dorso de los pies en un correspondiente retículo. Mediante ello se hace posible una localización en el pie de las partes corporales y los órganos según su posición vertical. En la práctica **esto significa que la zona de reflejo de un determinado** órgano se encuentra por principio en la zona longitudinal del pie, la cual corresponde a la zona vertical.

Debido a ello, por ejemplo, la zona de reflejo del área de la nariz y de la faringe, la cual es atravesada en la cabeza por las dos zonas medias del cuerpo,se encuentra en el pie en la parte interior de los dos dedos gordos. Este ejemplo puede aplicarse a todas las demás zonas de reflejo del pie.

Las cuatro zonas transversales del cuerpo

No obstante, las 10 zonas longitudinales no son suficientes para colocar órganos y partes del cuerpo correctamente en el pie, sino que solamente permiten una primera ordenación vertical. **Solamente mediante las 4 zonas transversales, en** las cuales el cuerpo está separado horizontalmente, **es posible una colocación** de las zonas singulares, **la cuales imprescindible** para el trabajo práctico **de las zonas de reflejo en el pie.** Estas zonas transversales se orientan en la articulación de los hombros, en el arco inferior branquial y en la base de la pelvis. Esto entonces tiene como resultante las siguientes 4 áreas del cuerpo:

Área 1: Comprende la cabeza, cuello y nuca hasta la línea transversal en la articulación de los hombros. Área 2: Llega desde la articulación de los hombros hasta el margen inferior bronquial (puede tratarse fácilmente debajo de la piel): incluye pues los órganos superiores hasta el codo. Área 3: Comprende el abdomen inferior y área de la pelvis hasta su base, la cual delimita el tronco en su parte inferior, incluyendo los antebrazos y las articulaciones de la cadera. Área 4: Finalmente, la última área, que comienza en la base de la pelvis, consiste en las piernas.

Este retículo transversal *puede ser trasladado a los pies y* posibilita, junto al longitudinal de las 10 zonas corporales, la creación de un "mapa" preciso del organismo. Las tres áreas transversales en la articulación de los hombros (en el arco bronquial inferior y en la base de la pelvis, en el pie), pasan por donde éste puede, de forma anatómicamente imprecisa, separar dedos, área media y raíz.

La línea transversal del pie: Corresponde a la línea transversal de la articulación de los hombros y pasa a través de las partes básales de los dedos del pie. Entonces corresponden al área 1 con los órganos de la cabeza, el cuello y de la nuca. Por esto, la zona de reflejo podal del área de nariz y faringe, el cual ya hemos mencionado como ejemplo en las zonas longitudinales, se encuentra en los pulgares del pie.

Línea transversal del pie: Esta línea horizontal corresponde a la línea transversal del arco bronquial inferior. En el pie pasa a través del área ósea del pie,la cual se orienta hacia los talones comprendiendo gran parte de la bóveda del pie. El área del medio pie comprende entonces el área 2 con órganos de tórax y abdomen superior, así como brazos superiores hasta el codo.

Línea transversal del pie: La última línea de orientación transversal, la cual corresponde a la de base de la pelvis, se encuentra en el área de la raíz del pie.

Dentro de ella, la cual comprende los 3 huesos de palanca, el hueso de bote, el hueso de salto y el hueso del talón, se encuentran las zonas de las partes del cuerpo y los órganos del área 3.

ENFERMEDADES Y SU DIAGNOSTICO

Ya que enfermedades de órganos internos se hacen notables en las zonas reflejas de la piel a través de dolores producidos por la presión y endurecimientos, el reflexomasaje no sólo está indicado para el tratamiento sino también para el diagnóstico de enfermedades. Especialmente interesante es que no sólo son demostrables enfermedades desarrolladas, también reconocibles a través de otros medios, sino sobre todo enfermedades en el estado inicial, las cuales con los métodos habituales de diagnóstico ni siquiera son detectables todavía.

Además, los hoy día muy extendidos trastornos funcionales de órganos internos, los cuales están en relación con factores psíquico-nerviosos, se hacen notar a través de endurecimientos y dolores en las zonas reflejas, mientras los métodos corrientes de diagnóstico en estos casos casi nunca dan resultado alguno (de hecho no existe ninguna enfermedad orgánica). Los afectados entonces escuchan por parte de su terapeuta muchas veces que la causa de sus trastornos son "solamente" los nervios, **y reciben sedantes químicos los cuales pueden producir efectos secundarios considerables.** Y no pocas veces estos pacientes, después de este diagnóstico sufren el no haber sido tomados en serio con sus síntomas y ser mirados como "enfermos imaginarios". De hecho se olvida demasiadas veces que trastornos psíquico-nerviosos de las funciones orgánicas **con el paso del tiempo también pueden convertirse en una enfermedad orgánica.** Para estos pacientes, cuyo número según estimaciones de expertos **supone hoy día entre un 40 y 70 por ciento de todos los enfermos,** la Reflexoterapia **está especialmente indicada.** La detección de dolores a la presión y endurecimientos de zonas de la piel, demuestra que sus molestias no son imaginarias, sino que realmente existen trastornos de las funciones corporales. Esto por sí solo ya supone un alivio para ellos. Y el masaje de zonas reflejas posibilita entonces una terapia efectiva de estos trastornos funcionales de órganos, sin que se tengan que afrontar los riesgos de sedantes químicos. Naturalmente mediante el diagnóstico de las zonas reflejas no se convierten en obsoletas otras medidas de diagnóstico. Cuando en una de estas zonas se detectan endurecimientos y dolores a la presión, simplemente indica que puede existir un trastorno funcional o una enfermedad orgánica pero aún no dice nada de cual se trata. Entonces, el diagnóstico de zonas de reflejo indica la vía para sucesivas investigaciones, las cuales entonces esclarecen exactamente que es lo que acontece. Esto, por sí solo, ya es muy importante puesto que **ahorra al enfermo el tener que someterse a amplias, muchas veces cargantes, investigaciones en caso de molestias inciertas.**

Reacciones al reflexomasaje podal

Generalmente, la Reflexoterapia corporal es bien tolerada. De hecho se trata de un método de curación natural, el cual aprovecha procesos de regulación propios del cuerpo. Muchas personas encuentran incluso agradable el masaje, sobre todo cuando sus dolores son rápidamente cesados mediante el mismo. A pesar de ello, a veces pueden aparecer reacciones no deseadas, que, en ocasiones hacen necesario incluso el abandono del masaje. Con los efectos secundarios inofensivos del reflexomasaje se relaciona una animación general exagerada que puede llegar hasta la euforia, la cual incluso puede aparecer unas horas después del masaje. Los pacientes están tan "excitados" que pueden sacar de quicio a su entorno con sus ganas de hablar y de hacer cosas.

Sin embargo, el efecto no es duradero. Posiblemente tenga su explicación en el efecto del masaje sobre el sistema nervioso, el cual no queda limitado localmente, si no es afectado en su totalidad. En personas especialmente sensibles, se producen las reacciones descritas.

No es necesario adoptar medidas de seguridad especiales contra tales reacciones. Solamente se recomienda efectuar los primeros dos a tres masajes no demasiado tarde por la noche hasta poder juzgar con seguridad si se excita demasiado a causa de ello. El aumento de secreción de sudor, como reacción al reflexomasaje no es indeseable en principio. Indica que el organismo ha respondido al tratamiento, sirviendo para aumentar la eliminación de toxinas, lo cual es necesario para el éxito del tratamiento. Una secreción de sudor localmente limitada, puede ser interesante para el diagnóstico, ya que no pocas veces indica que ahí existe una zona refleja necesitada de tratamiento, hasta ahora no detectada. Por esto debería comprobarse si en la zona donde se haya formado más sudor, existen otros endurecimientos o puntos dolorosos. En un principio también las reacciones cardíacas y circulatorias son inofensivas. En caso de un sistema cardio-circulatorio predañado sin embargo, la Reflexoterapia alguna vez puede producir efectos secundarios serios, los cuales difícilmente podrán ser controlados por el propio paciente. Por esto, en caso del más mínimo dolor en el corazón o alteración circulatoria, se interrumpe en seguida el masaje y se espera hasta que no aparezca ninguna clase de síntoma más. Si se repiten estas reacciones no deseadas en sucesivos masajes de zonas reflejas hay que visitar sin falta lo más pronto posible, al terapeuta, antes de proseguir con el masaje, si no. se corre un riesgo innecesario e incalculable. En comparación con otros métodos de tratamiento, efectos secundarios no deseados durante o después de la Reflexoterapia aparecen relativamente raras veces. Pero precisamente, no deben ser tomados a la ligera. Siempre debe pensarse que, detrás de ellos se enmascara una enfermedad hasta ahora desconocida y que es necesario tratar. Muchos efectos secundarios no deseados del reflexomasaje reflejo pueden evitarse desde el principio si el tratamiento es efectuado correctamente.

Además es necesario relajarse bien antes de la aplicación y permanecer posteriormente echado durante algunos minutos para que el efecto pueda desaparecer poco a poco. **Todavía una palabra acerca de los dolores** que puedan aparecer durante el masaje de una zona refleja. Para empezar, siempre **hay que entenderlos como una señal de que se está tratando la zona de reflejo correcta.** Por regla general, estos cesan rápidamente en intensidad o incluso desaparecerán totalmente ya durante la primera aplicación.

En caso contrario, se interrumpe en un principio el masaje de las zonas más dolorosas

durante algunos minutos y se sigue tratando otras zonas. Después se retorna y ahora se observará muchas veces que ya solamente aparecen dolores ligeros o ya ninguno; entonces se puede continuar el masaje en este lugar. Si sin embargo los dolores persisten o incluso empeoran durante el masaje o después,el autotratamiento en este lugar ya no tiene sentido.

O bien se intenta entonces influir sobre la enfermedad a través de otras zonas de reflejo corporales o pódales de tal manera que finalmente desaparezcan también las molestias en esta determinada zona o bien se visita de manera preventiva al terapeuta para el seguimiento del tratamiento. (Consultar).

Prevención y tratamiento de enfermedades

Si la Reflexoterapia sirve por sí sola contra enfermedades, o si se debe ampliar mediante métodos de curación adicionales, no puede dilucidarse de manera generalizada. Depende de diversos factores, como el desarrollo y gravedad de la enfermedad, y la capacidad del organismo de reaccionar al tratamiento de masaje y de la activación de sus fuerzas de autocuración. La decisión sobre la terapia, en caso de trastornos poco claros, más serios, muchas veces reincidentes y de desarrollo crónico, solamente puede tomarse siempre

junto con el experto. De forma capital la Reflexoterapia también ayuda sorprendentemente bien en casos de enfermedades graves, siendo posible sin embargo un autotratamiento a causa de los posibles riesgos. Las siguientes reglas básicas de la terapia se deben observar sin falta en el autotratamiento.

Reflexoterapia podal para el cuidado diario de la salud

Mediante un reflexomasaje continuado, prácticamente todas las funciones corporales **pueden ser normalizadas, reforzadas y sintonizadas armónicamente.**

También las **regulaciones vitales de defensa del organismo reaccionan bien ante él y lo protegen** mejor de todas las influencias nocivas del interior y del exterior. La terapia preventiva de zonas de reflejo sin embargo **debe efectuarse diariamente,** sino no se logra un efecto óptimo.

En la mayoría de los casos, puede aplicar también el reflexomasaje al margen de los medicamentos prescritos. **Quizás sólo esto abra la brecha en la terapia de una enfermedad resistente, la cual antes no respondió ya positivamente a ningún método de curación.** Sobre todo en males crónicos se dice una y otra vez, que sólo después de unos cuantos masajes de zonas de reflejo se inicie la curación, porque mediante ellos se abrieron los hasta entonces existentes bloqueos de las regulaciones de autocuración del cuerpo.

En un principio, la Reflexoterapia se puede combinar con cualquier otro método de curación, incluso con medicamentos fuertes, sin peligro de interacciones no deseadas. Gracias al masaje adicional sin embargo, *muchas veces se podrá prescindir de estos medicamentos* o al menos se tendrán que ingerir sólo durante algún tiempo.

Como ya hemos mencionado varias veces, la **Reflexoterapia** en el cuerpo puede ser apoyada efectivamente mediante el masaje de las correspondientes zonas en el pie. **En parte el reflexomasaje podal sustituye de manera integral al masaje corporal.** Sin embargo, el masaje de zonas corporales no puede ser sustituido nunca totalmente mediante reflexoterapia podal.

Terapia de zonas reflejas en el pie El trabajo de zonas reflejas en el pie se efectúa a través de las zonas pódales, que corresponden a los órganos y partes del cuerpo trastornados o enfermos. En el retículo longitudinal transversal de los pies, el cual surge de las zonas longitudinales y transversales del cuerpo las zonas de reflejo están en la misma posición que los órganos en el cuerpo. **Los pies aquí** no se entienden por separados sino como **una unidad, al igual que el cuerpo que no se separa en un lado izquierdo y derecho aislado** si no forma una unidad inseparable. Principalmente las zonas reflejas siempre se encuentran en el pie el cual corresponde a aquella parte del cuerpo, en la cual está situada anatómicamente el órgano correspondiente. **Todos los órganos que en el cuerpo existen doblemente aparecen en los dos pies con una zona de reflejo respectivamente.** A los órganos singulares corresponde en los pies sólo una zona en el pie izquierdo o derecho, según su situación anatómica en el cuerpo. Todos los órganos y partes del cuerpo situados en la parte media aparecen en los pies en los lados interiores respectivamente. Determinadas zonas de reflejo pueden estar superpuestas. En general eso corresponde **a** las superposiciones de los órganos, que también aparecen en el cuerpo. Por regla general, las zonas pódales en sus proporciones corresponden aproximadamente a las proporciones de los órganos y partes del cuerpo en el organismo. Des-viaciones de ésta son posibles en pequeña medida, pero no tienen importancia cara al trabajo práctico. Una posición especial ocupan los brazos y las piernas, ambos son traspasados por cinco zonas longitudinales. Las piernas sin embargo, se encuentran por debajo de la tercera línea transversal del cuerpo. Este área no puede ser influida directamente a través de zonas pódales. Hombros y brazos superiores tienen sus correspondientes zonas en el pie antebrazos y manos al igual que las piernas no son tratados directamente en el reflexomasaje. El pie termina en los nudillos y aquí también terminan normalmente las zonas reflejas pódales. Basado en la experiencia sin embargo, **el reflexomasaje puede continuarse por encima de ellos en el área aproximada de la extensión de la palma de la mano.** Las zonas de reflejo del brazo superior hasta el codo se encuentran claramente en el borde del hueso exterior del pie medio, los del codo en parte todavía se detectan también en el borde del cuboide. Durante el masaje de estas zonas indirectamente se influye también sobre los nervios y músculos, los cuales pasan desde el codo hacia abajo hacia las manos. La situación de las determinadas zonas de reflejo en el pie serán explicadas más tarde en el desarrollo del reflexomasaje mediante dibujos exactos. Lo mejor es que olvide todo lo que haya oído o leído contra la Reflexoterapia podal. **Esta se ha acreditado en la práctica desde hace decenios y no hay razón para tener miedo a efectos secundarios peligrosos no deseados o a dolores insufribles** durante o después del tratamiento. Si aparecen sensaciones desagradables poco claras y efectos secundarios inesperados, interrumpa el masaje y consulte estos efectos con el experto.

El automasaje de las zonas pódales sirve sobre todo para la prevención de la salud, armoniza y refuerza órganos internos y funciones corporales, de forma que puedan **contraponer más resistencia a los factores de enfermedad.** Para este fin es adecuado sobre todo el masaje de todas las zonas de reflejo pódales para lograr un efecto preventivo total.

Tratamientos y sus reacciones Muchas personas hoy día sufren de depósitos de residuos y substancias tóxicas en los tejidos, los cuales favorecen enfermedades y oprimen las defensas del cuerpo.

también *se logra una desintoxicación profunda y una eliminación de residuos,* la cual también es muy importante para la prevención de enfermedades. Reacciones psíquicas: como terapia total, el reflexomasaje podal actúa dentro del área psíquico cerebral y logra también aquí reacciones curativas. Muchas veces por ejemplo se pueden observar la descarga de tensiones internas y conflictos mediante el lloro o en conversaciones. La armonización de la energía también presumiblemente pone en movimiento 'endurecimientos'' psíquicos los cuales muchas veces significa una parte determinante de los trastornos funcionales del cuerpo así como de enfermedades.

El masaje podal: prevención de la salud y terapia de enfermedades

En la antigua China no se consideraron como mejores los médicos con la mayor parte de enfermos -al contrario. 1.a meta del quehacer médico en aquel entonces era la de preservar las personas contra enfermedades. Por ello los médicos no percibían ninguna remuneración cuando su paciente estaba enfermo sino solamente durante el tiempo que éste permanecía sano. Esta regla posiblemente explica también porqué los antiguos

médicos chinos acupuntores dieran tanta importancia a la armonización de las energías en el cuerpo como base de la salud. A veces uno desearía volver a aquellas circunstancias chinas ya que actualmente la medicina preventiva solo supone un 20% de lo que hace el médico mientras el restante 80% se dedica a la medicina curativa (tratamiento de enfermedades).

Esto, tiene su causa en que la medicina académica europea no dispone de exámenes previos que recojan ya los primeros trastornos energéticos como estados previos a un estado previo de enfermedad El diagnóstico a través de las zonas de reflejo pódales, pertenece a los pocos métodos marginales de la biomedicina moderna que puede demostrar y tratar específicamente debilidad energética heredada o adquirida a lo largo de la vida, trastornos funcionales psíquico-nerviosos y estados iniciales de enfermedades. En determinadas circunstancias es posible detectar un defecto innato justo iras el nacimiento en el cual posiblemente podría producir una enfermedad después de decenios y eliminar éste.

Métodos complementarios de curación biológicos Principalmente, son adecuados otros métodos de curación naturales, como homeopatía, plantas medicinales, dieta, terapia neural o tratamiento hidroterapia) según el padre Kneipp. Pero también otras técnicas de masaje, drenaje linfático, quiropráctica y acupuntura son indicados como complemento. A veces quizá deberá iniciarse un tratamiento a base de medicamentos, cuando una enfermedad requiere el pronto alivio de molestias o deben evitarse complicaciones que amenazan.. Entonces se usa como complemento el reflexomasaje que es efectivo contra las reales causas de la enfermedad, la cual a su vez puede aliviar posibles males terapéuticos. Posibles contraindicaciones del reflexomasaje podal

No existe ningún medio de curación que esté indicado para todos los casos, prácticamente cualquier método de tratamiento en según que casos es menos adecuado o ni siquiera indicado. Esta regla también cuenta para la Reflexoterapia para la cual sin embargo deben observarse sólo pocas contraindicaciones.

Contraindicaciones y medidas de precaución en el autotratamiento de las zonas reflejas del organismo. Tampoco el tratamiento de medicina académica mediante medicamentos no puede ayudar suficientemente si a su vez no se activan las funciones defensivas del cuerpo. Desgraciadamente, esto aún se "olvida" a causa de una autosuperestimación exagerada, y en vez de esto son "doctorados" los síntomas.

En personas sanas el reflexomasaje con LA TABLA DE SU SALUD mejora la resistencia contra muchas enfermedades porque elimina trastornos energéticos, armoniza las funciones corporales y estimula y refuerza las regu**laciones de defensa.** Existiendo una eliminación aumentada de residuos y substancias tóxicas a través de excrementos y de la orina, a través de la piel y de las manos.

Diagrama de situación de órganos en las zonas reflexógenas del pie

Riñones

Situación. Los dos riñones en forma de judía y cuya longitud es de 12 cm. aproximadamente, están situados en ambos lados de las vértebras, entre la once dorsal y la tercera lumbar.

Zonas reflejas. La zona refleja de los riñones se en cuenta en la planta del pie, en un lugar en dónde el pie normalmente no realiza movimiento excepto si el paciente anda descalzo. En el momento del masaje, el riñón recibe la sangre y por tanto tiene más actividad. Podemos constatar que después de un tratamiento de una duración entre una y seis semanas, la orina se colorea más: de un amarillo normal pasa a un amarillo oscuro.

Trastornos. Cuando los linones no funcionan normalmente pueden aparecer algunos trastornos: Afecciones en la vista, por hallarse toxinas depositadas en los ojos. Eczema: El cuerpo intenta en lo posible depositar sus residuos en la piel. Esta se satura rápidamente y aparecen diversos tipos de erupciones.

Vejiga y uréteres La vejiga es un órgano hueco y musculoso separado de los uréteres por un esfínter. Zonas reflejas. El punto reflejo de la vejiga se encuentra en el borde interior del pie y delante del talón (ver dibujo de los riñones).

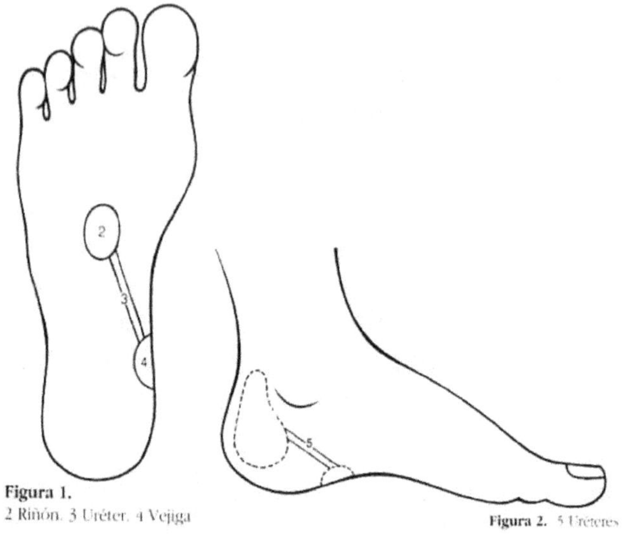

Figura 1.
2 Riñón. 3 Uréter. 4 Vejiga

Figura 2. 5 Uréteres

La zona refleja de los uréteres parte de la vejiga hasta el interior del talón.

Trastornos. Inflamación: dolor fuerte en el momento de la micción. La cistitis es más frecuente en la mujer que en el hombre. Espasmos de vejiga. Debilidad del esfínter: incontinencia (enuresia).

Figura 3. 6 Maxilar inferior. 7 Maxilar superior

Dientes

El alimento bien masticado es bien digerido. La masticación engendra la reducción mecánica del alimento. Las glándulas salivares normales producen cada día. de uno a cuatro litros de saliva.

Zonas reflejas. El punto reflejo de la mandíbula superior se sitúa debajo de la uña del dedo gordo y el de la mandíbula inferior arriba y a medio camino entre la primera y segunda articulación del dedo.

Trastornos. Dolor de muelas y problemas dentarios.

Estómago

Zona refleja. El punto reflejo del estómago se localiza justo debajo de la articulación próxima del primer dedo. Tiene el tamaño del dedo pulgar. La zona se encuentra dentro de los dos pies,una mitad del estómago bajo el pie izquierdo y la otra mitad bajo el pie derecho.

Trastornos. Vómitos, hinchazón y úlcera gástrica.

Duodeno

Situación. El duodeno se sitúa a la derecha de la parte superior del abdomen. Tiene forma de asa y es muy sensible a la acidez, ya que las vías de secreción del páncreas y del hígado conducen al duodeno. **Zonas reflejas.** El punto reflejo está justo debajo del punto del estómago. Es un punto hipersensible en la mayoría de los individuos. Se encuentra en dicho lugar un depósito como una nuez que hace pensar en un fragmento de hueso. Debemos efectuar el masaje en ambos pies. **Trastornos.** Mala digestión de sustancias grasas. Mala evacuación. Mala asimilación. Pudiendo añadir la eventualidad de una úlcera de duodeno.

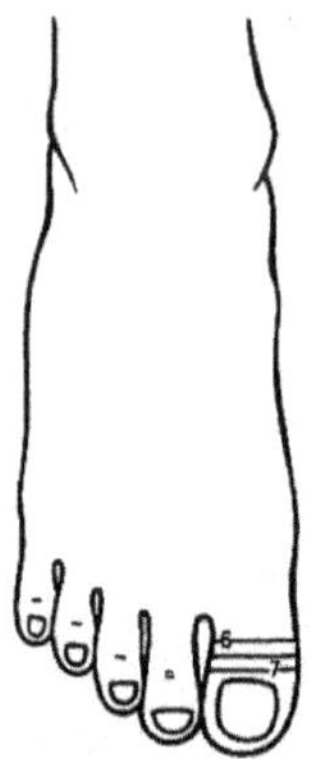

Figura 3.
6 Maxilar inferior. 7 Maxilar superior

Figura 4.

Figura 4.

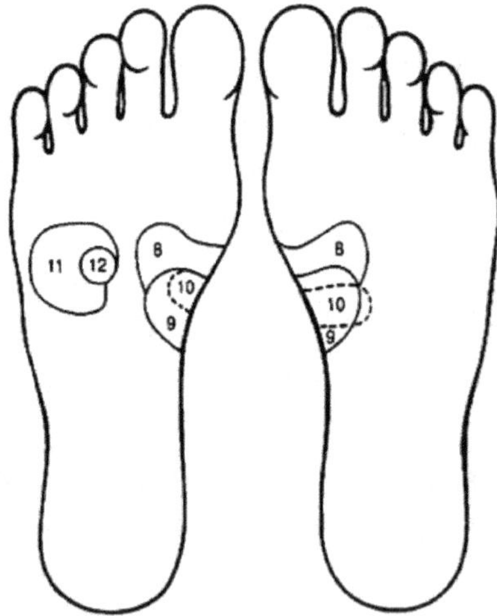

Figura 4.
8 Estómago. 9 Duodeno. 10 Páncreas. 11 Hígado. 12 Vesícula.

Figura 5.

8 Estómago. 9 Duodeno. 10 Páncreas. 11 Hígado. 12 Vesícula.

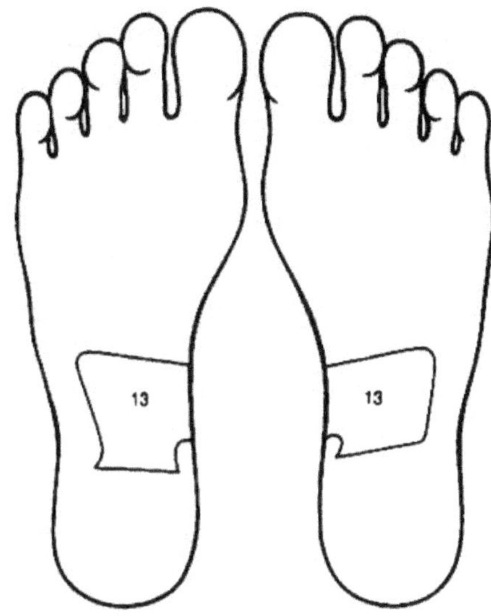

Figura 5.

Hígado y vesícula

Situación. El hígado está situado a la derecha, en la parte superior del abdomen. Es el órgano humano mas grande. Pesa un kilo y medio.

La vesícula se aloja en su lóbulo inferior y mide de 8 a 10 cms. Contiene 50 cm3 de líquido. La cuarta parte de nuestra sangre aproximadamente, un litro y medio, permanece en el hígado.

Zona refleja. La zona refleja del hígado se sitúa debajo del pie derecho, cara plantar.

La zona refleja de la vesícula se encuentra igualmente debajo el pie derecho y justo al lado del punto reflejo del hígado (véase fig. 4).

Trastornos. Dolor hepático. Fatiga. Constante irritabilidad. Insomnio.

Páncreas

Situación. El páncreas ocupa una posición transversal en la parte superior del abdomen. Una de sus extremidades desemboca en el duodeno y la otra en la suprarrenal izquierda y el bazo.

Zona refleja. La zona refleja del páncreas se encuentra debajo el pie izquierdo y derecho según figura 4.

Trastornos. Diabetes. Enfermedades del metabolismo.

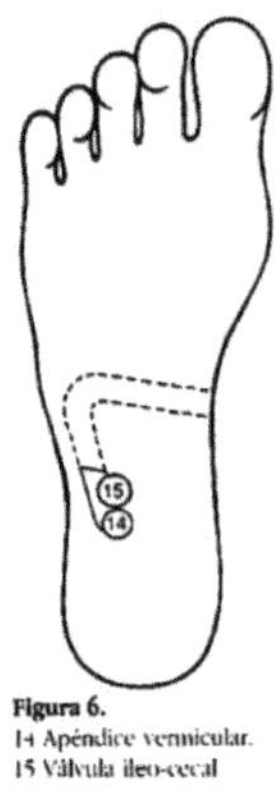

Figura 6.
14 Apéndice vermicular.
15 Válvula ileo-cecal

Figura 6.

Apéndice vermicular.

Válvula ileo-cecal Intesti-nos delgados

Situación. Tienen una extensión de cinco metros, rellenan con sus circunvalaciones el espacio central del abdomen. La primera parte del intestino delgado es el duodeno, la segunda es el yeyuno y la tercera, el íleo.

Zonas refleja. Una parte de la zona refleja del intestino delgado está en el pie derecho y la otra en el pie izquierdo.

Intestino grueso

El intestino grueso se divide en cinco partes: El apéndice y colon ascendente. El colon transverso El colon descendente. El sigmoideo. El recto.

Zona refleja. Se encuentra su zona refleja debajo del pie derecho. El punto más afectado se encuentra en el primer centímetro (tal como se ve en la figura 6) entre la juntura del apéndice vermicular y la válvula ileo-cecal.

Trastornos. Flatulencia. Inflamación del apéndice vermicular.

Zonas reflejas del colon ascendente, transverso, descendente y asa sigmoideo. Debajo el pie derecho se encuentra la zona del colon ascendente y la primera mitad del transverso. Debajo el pie izquierdo se encuentra la segunda mitad del colon transverso, descendente y el sigmoideo (ver figura 7).

Recto

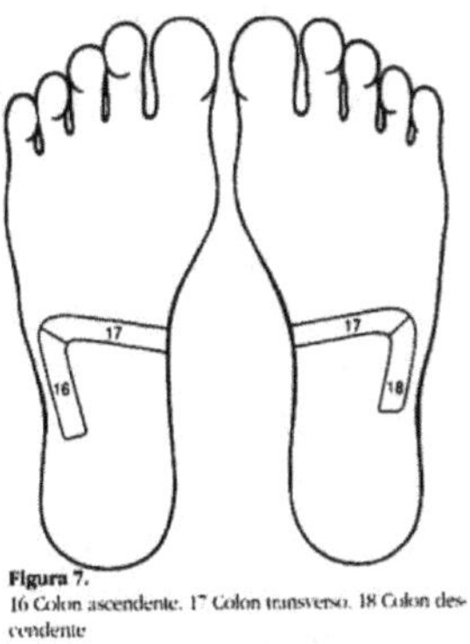

Figura 7.

16 Colon ascendente. 17 Colon transverso. 18 Colon descendente

Situación. Se encuentra detrás del intestino grueso, cerrado por el exterior por un esfínter: el ano.

Zona refleja. Se encuentra en el pie izquierdo delante del talón y también en la musculatura de la pantorrilla i en el interior de las dos piernas (véase figuras 8 y 8 bis).

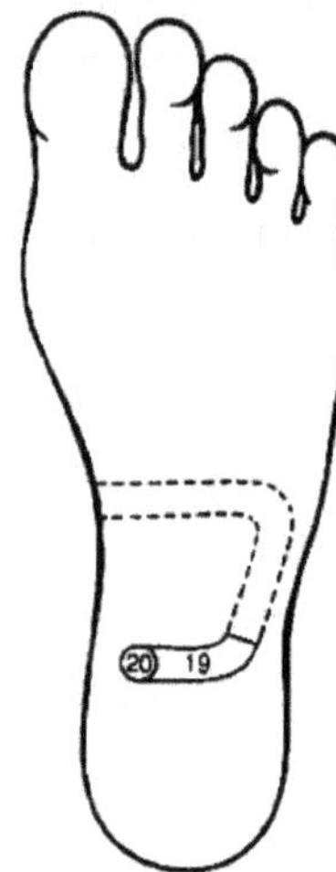

Figura 8.
19. Recto. 20 Ano

Figura 8.
19. Recto. 20 Ano

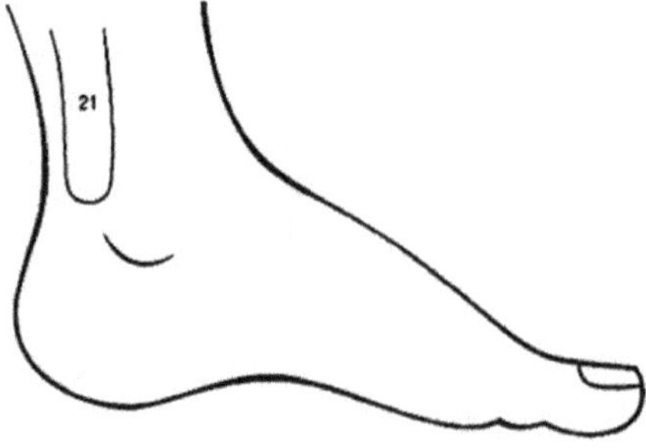

Figura 8 bis.
21 Recto (Hemorroides)

Corazón

Situación. El corazón está fijado en la caja torácica por unos ligamentos, situado dos tercios a la izquierda y uno a la derecha del cuerpo.

Zona refleja. Está debajo el pie izquierdo según figura 9.

Trastornos. Palpitaciones, dificultades respiratorias, punzadas. Angina de pecho. Arritmia cardiaca.

Las varices. Son causadas por unos depósitos en las venas, especialmente alrededor de las válvulas que impiden a estas últimas hacer su labor y el reflujo sanguíneo es insuficiente, teniendo en cuenta que la cantidad de sangre que baja por las extremidades inferiores debe ser idéntica a la que sube al corazón. Si existen trastornos varicosos a lo largo de la pierna podemos hacer un masaje en el pie, sobretodo en los puntos reflejos de riñones, suprarrenales, uréteres y vejiga y al cabo de seis semanas se puede masajear las piernas, en la zona del recto, por ejemplo.

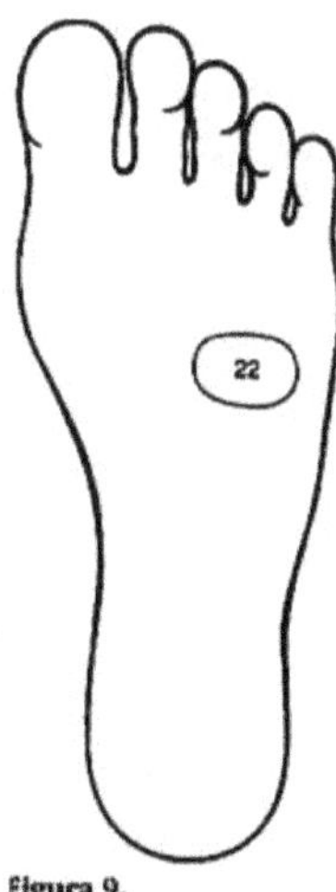

Figura 9.
22. Corazón

Cabeza Cerebro

Situación. El cerebro se encuentra dentro de la caja craneana, limitada por abajo por la base del cráneo y arriba por la bóveda craneana. El cerebro es considerado como la Central del cuerpo humano. Cada órgano está unido al cerebro por los reflejos motores y las conexiones de coordinación.

Zona refleja. Los dos dedos pulgares juntos representan la cabeza. La mitad del cerebro derecho debe masajearse en el pie izquierdo y la mitad del cerebro izquierdo en el pie derecho.

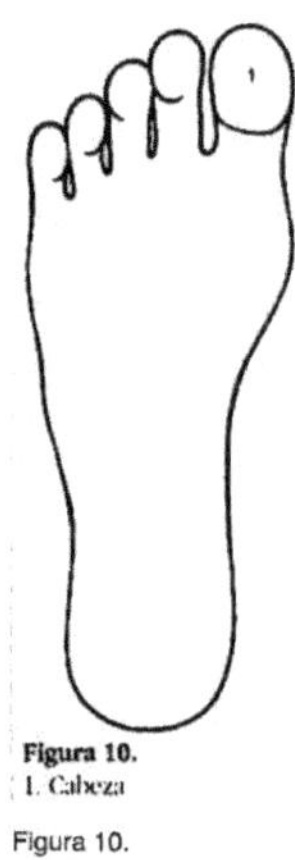

Figura 10.

1. Cabeza

Trastornos. Perturbaciones en todos los órganos. Conmoción cerebral. Cefaleas en general (migrañas). Una de las causas que puede provocar un dolor de cabeza es imputable al calzado. Esencialmente son las mujeres que sufren dolores de cabeza porque son ellas las que suelen llevar unos zapatos inadecuados que presionan el dedo pulgar.

Migrañas. Son generalmente provocadas por una crispación del lóbulo temporal. Puede ser unilateral o bilateral. Cuando la zona refleja del equilibrio es perturbada, pueden haber mareos y vómitos.

Zona refleja del lóbulo temporal. El punto reflejo de las mejillas se encuentra en el interior del dedo pulgar, al lado del segundo dedo, exactamente en el lugar dónde se ejerce la presión de ambos dedos (ver figura 11). El lóbulo temporal izquierdo se masaje a en el dedo pulgar del pie derecho y el lóbulo derecho en el pie izquierdo.

Senos frontales

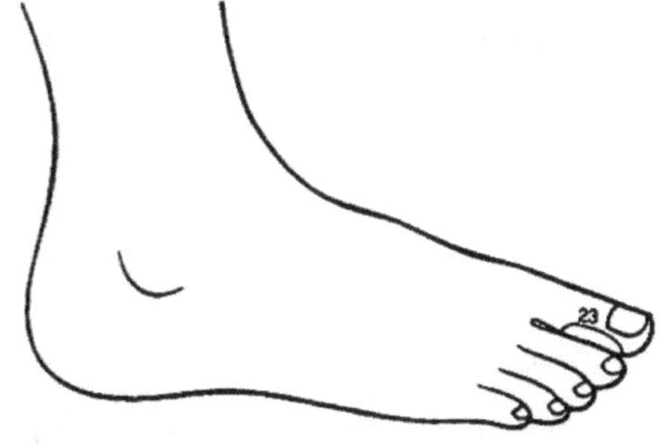

Figura 11.

23. Trigémino (mejillas)

Situación. Localizados detrás de la nariz, los senos frontales son depresiones recubiertas de mucosas en prolongación de las fosas nasales.

Zona refleja. Los puntos reflejo se encuentran sobre las puntas de todos los dedos de los pies. Bajo el pie izquierdo para el seno derecho y bajo el pie derecho para el seno izquierdo.

Trastornos. Inflamación de los mismos por causas de resfriados.

Columna vertebral

Misión. La columna vertebral soporta la cabeza y las costillas; tiene la médula espinal protegida por el canal vertebral. El peso del cuerpo se apoya en gran parte sobre la columna.

Zona refleja. La zona refleja de la columna está situada a lo largo del borde de la bóveda plantar. Debe masajearse a lo largo de las dos bóvedas.

Trastornos. Dolor de espalda por contractura. Ciática, lumbago.

El nervio ciático.

El nervio ciático parte del punto de conjugación de la columna lumbar y se divide en dos por encima del hueco poplíteo: nervio poplíteo izquierdo y derecho.

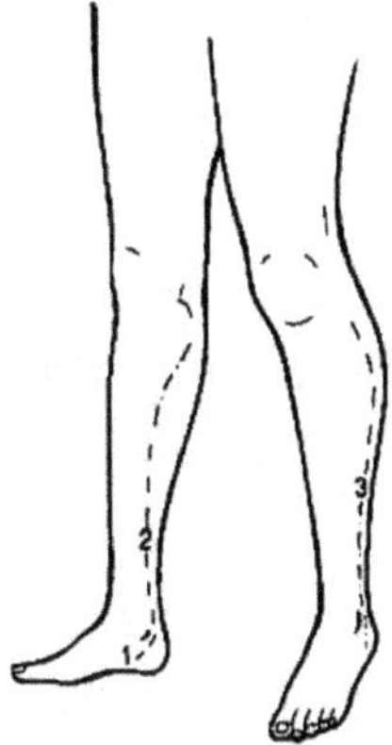

Figura 14.
1 Salida del nervio ciático. 2 Nervio poplíteo interior (peroné). 3 Nervio poplíteo exterior (tibia).

Figura 14.

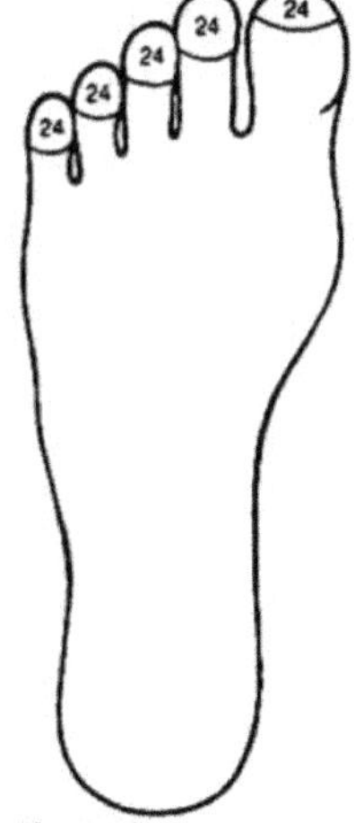

Figura 12.
24 Senos frontales

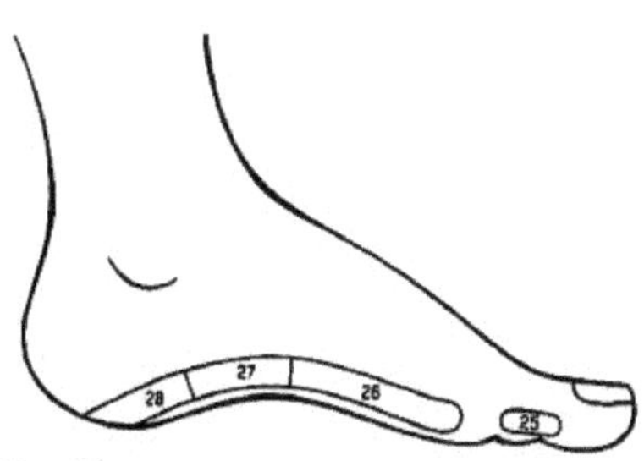

Figura 13.
25 Vértebras cervicales. 26 Columna dorsal. 27 Vértebras lumbares. 28 Sacro y coxis

Zona refleja. Se encuentra a lo largo de la tibia y el Salida del nenio ciático.

Nuca

Zona refleja. El punto reflejo de la nuca se encuentra en los dos pies, en el interior de la raíz del dedo pulgar.

Trastornos. Las causas de trastornos de la nuca son debidas al calzado inadaptado. Un zapato puntiagudo puede dar una cierta presión en la zona de la nuca y perturbar la circulación sanguínea.

Plexus solar

El plexus solar pertenece al sistema neuro-vegetativo. Es el plexus nervioso del simpático. Es revitalizado por los nervios gastrointestinales.

Zona refleja. El punto reflejo está situado cerca de la zona del estómago y se encuentra en los dos pies (ver figura 16).

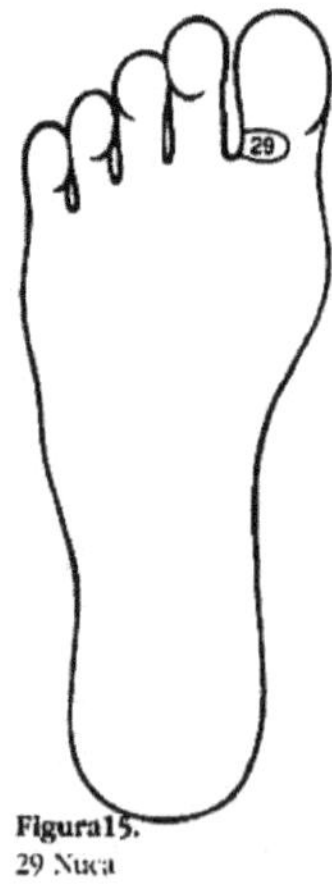

Figura15.
29 Nuca

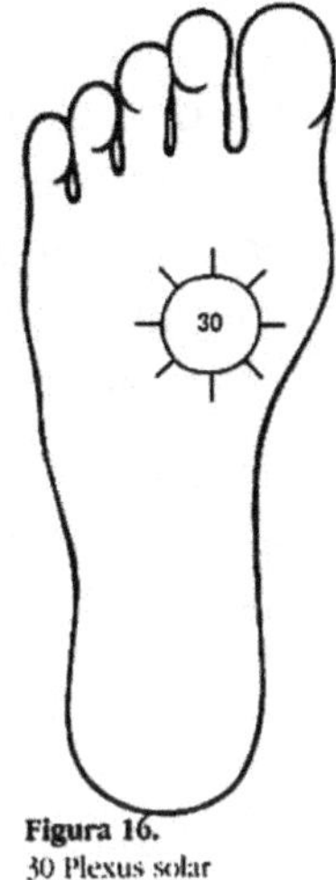

Figura 16.
30 Plexus solar

Ganglios linfáticos

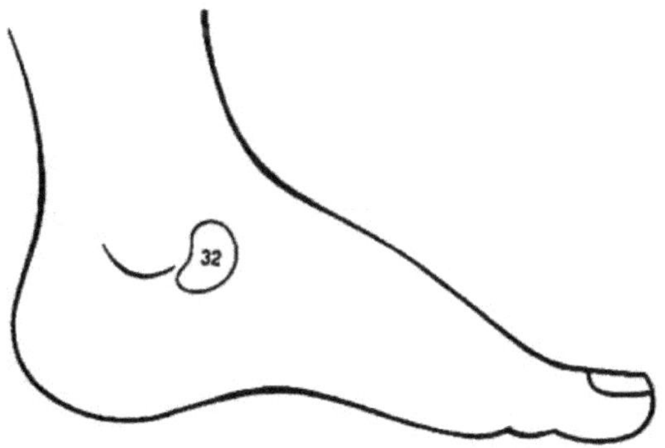

Figura 17 bis.
32 Ganglios linfáticos, abdomen.

Figura 17.

31 Ganglios linfáticos, parte superior del cuerpo.

Situación. A lo largo de las vías linfáticas,se encuentran los ganglios linfáticos, cuya misión es de filtrar la linfa y producir linfocitos (glóbulos blancos) que deben ser renovados cada dos días. Se encuentran especialmente en el tejido conjuntivo de la pelvis, cavidad abdominal y del tórax, así como en caso de inflamación se pueden localizar debajo las axilas,la ingle y el cuello.

Zonas reflejas. Ganglios linfáticos del tórax, (ver figura 17). Parte superior del cuerpo. Esta zona se encuentra en ambos pies en una pequeña concavidad antes del maléolo externo.

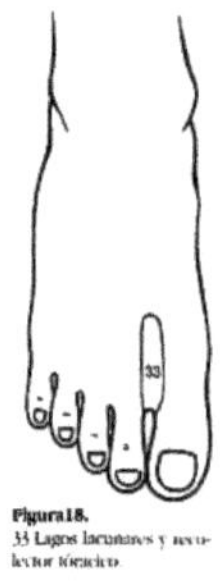

Figura 18.

33 Lagos Inclinares y recolector torácico.

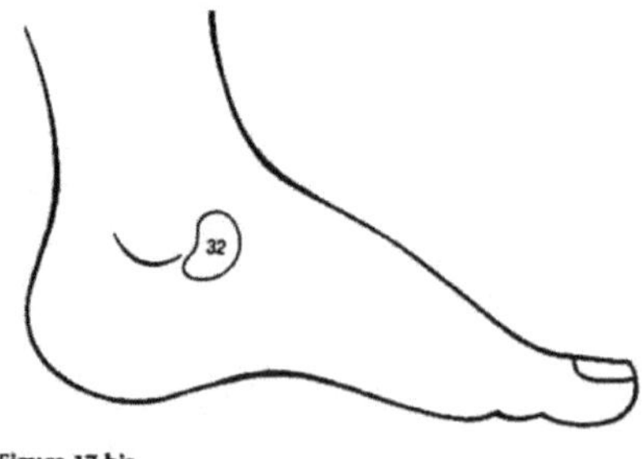

Figura 17 bis.

32 Ganglios linfáticos, abdomen.

Ganglios linfáticos del abdomen, (ver figura 17 bis).

Esta zona se encuentra en ambos pies en una concavidad antes del maléolo interno. Lago lacunar y recolector torácico, (ver figura 18). Esta zona reflejo se localiza en ambos pies en una concavidad entre el primero y segundo metatarsianos.

Bazo

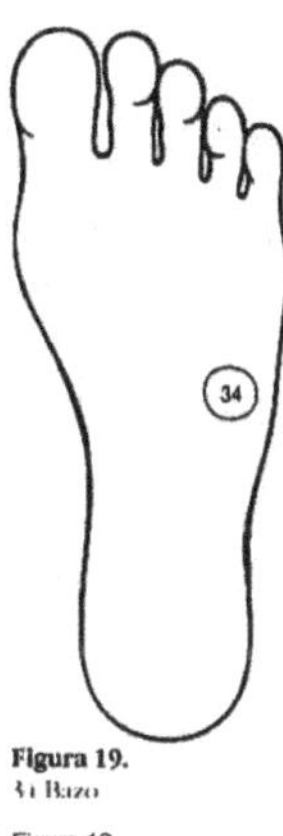

Figura 19.

34 Bazo

Situación. El bazo tiene una longitud de unos 12 cms.,una anchura de 8 cms. y un grosor de 3 cms. Se localiza entre el riñon izquierdo, el estómago y el colon transverso.

Función. Sus funciones son idénticas a las de un ganglio linfático: Producción de linfocitos y anticuerpos. Filtración de sangre. Reserva de la sangre.

Zona refleja. Se encuentra debajo el pie izquierdo debajo del punto del corazón (ver figura 19).

Trastornos. Falta de hemoglobina: anemia. Carencia de anticuerpos. Amígdalas

Situación. Situadas en la faringe, su misión es producir anticuerpos para cualquier tipo de infección eventual de la faringe y el cuello.

Por ello debería reflexionarse antes de extirparlas ya que con ello el individuo ya no es propenso a anginas pero en cambio la laringe se ve atacada con cierta facilidad por agentes infecciosos.

Zona refleja. Los puntos reflejos de las amígdalas y la faringe se encuentra en el dedo pulgar a derecha e izquierda del tendón (ver figura 20).

Es sorprendente la eficacia del masaje para las amígdalas dolorosas, hinchadas o purulentas. Al cabo de 5 minutos de tratamiento para cada pie, el paciente se siente ya mejor.

Glándulas endocrinas

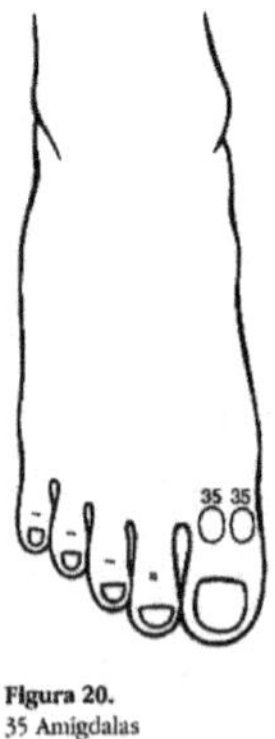

Figura 20.

35 Amígdalas

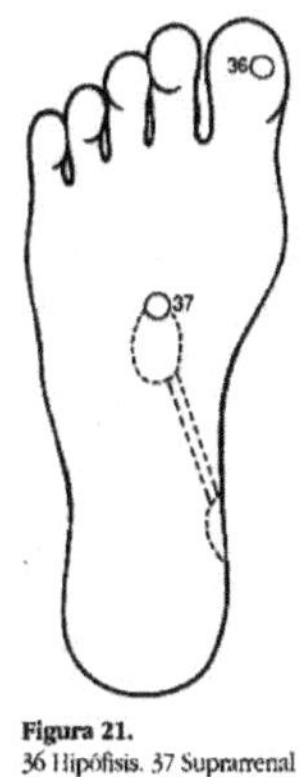

Figura 21.

36 Hipófisis. 37 Suprarrenal

Hipófisis

Situación. La hipófisis se sitúa en el diencéfalo o cerebro intermediario.

Misión. Es la glándula hormonal más influyente del cuerpo. Hace funcionar las tiroides, las suprarrenales y las glándulas sexuales: testículos y ovarios. Produce especialmente la hormona del crecimiento.

Zona refleja. El punto reflejo de la hipófisis se encuentra en los dos pies, en medio del dedo pulgar (ver figura 21). Suprarrenales

Situación. Se encuentran encima de los riñones como dos pequeñas crestas. Hay entre el córtex y el tejido medular una diferencia sensible. En cada uno de estos dos órganos se producen hormonas específicas.

Zona refleja. Se la descubre justo debajo de la zona refleja del riñón. Es un punto muy profundo. La suprarrenal derecha se encuentra debajo el pie derecho y la suprarrenal izquierda debajo el pie izquierdo (ver figura 21).

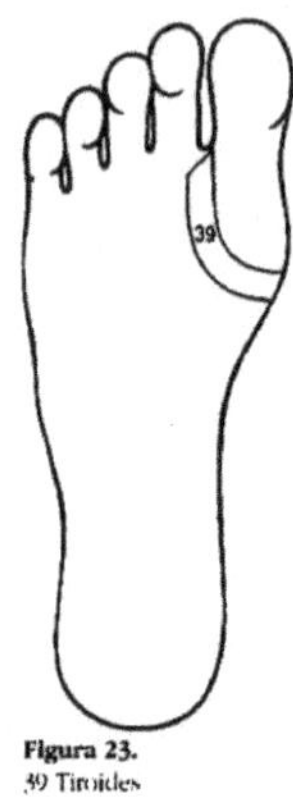

Figura 23.

39 Tiroides Paratiroides

Situación. Las cuatro paratiroides tienen la forma y magnitud de cuatro granos de lentejas. Están situadas detrás de la tiroides.

Misión. Su misión es de regular el metabolismo del calcio del organismo.

Zona refleja. Su punto reflejo se localiza en el borde interno del pie, antes de la articulación basal del dedo pulgar. No está situada ni debajo del pie ni al lado, sino justo en la intersección de estas dos zonas (ver figura 22).

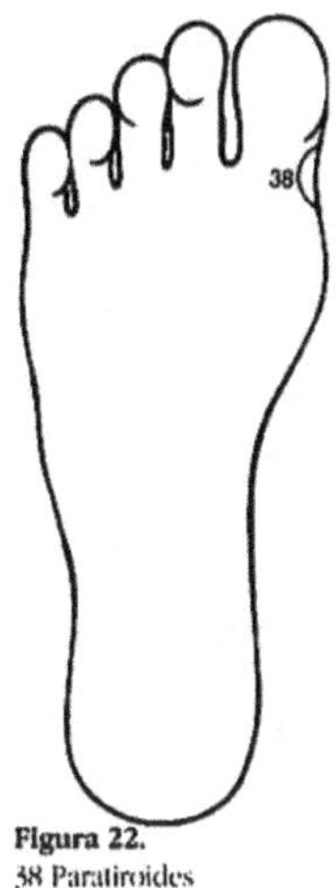

Figura 22.
38 Paratiroides

Tiroides

Situación. La glándula tiroides son dos lóbulos dispuestos en forma de escudo en la laringe.

Misión. Regulación del metabolismo, es decir el proceso de combustión que tiene lugar en el cuerpo (metabolismo basal). La tiroides depende esencialmente de la función de la hipófisis. Para una actividad normal necesita una cierta cantidad de yodo.

Zonas refleja. Su punto reflejo está situado debajo del pie entre el primero y el segundo metatarsiano y la falange del dedo pulgar. Debe masajearse los dos pies (ver figura 23). Órganos genitales femeninos Ovarios y trompas

Situación. Fijados por ligamentos, los dos ovarios están suspendidos lateralmente en la pelvis. Ambos ovarios tienen en conjunto medio millón de óvulos aproximadamente, 400 de los cuales en el curso de los años están capacitados para madurar y ser fecundados. Las trompas son unos tubos musculosos, en los cuales una de las aperturas se encuentra en la proximidad del ovario y la otra desemboca en el ángulo superior de la matriz (útero).

Misión. Su misión es la producción de hormonas (dos tercios femeninas y un tercio masculinas) y la reproducción.

Zona refleja. Ambos puntos reflejos del ovario y la trompa están situados en la parte exterior del talón.

Ovario y trompa derechos en el pie derecho y los izquierdos en el pie izquierdo (figura24).

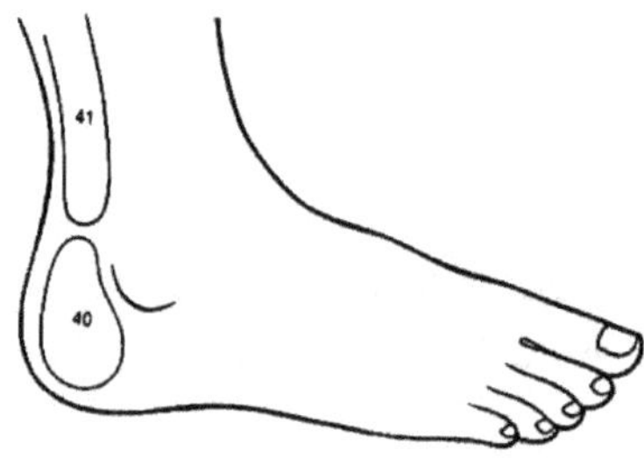

Figura 24.
40 Ovarios, trompa. 41 Bajo vientre

Trastornos. Ovulación dolorosa. Dolores menstruales. Ciclo menstrual irregular.

Dolores menstruales. El masaje en la zona de la pantorrilla en el exterior de la pierna como puede verse en la figura 24, produce un relajamiento en el bajo vientre y un alivio en el momento de las reglas dolorosas.

Matriz (útero) y vagina

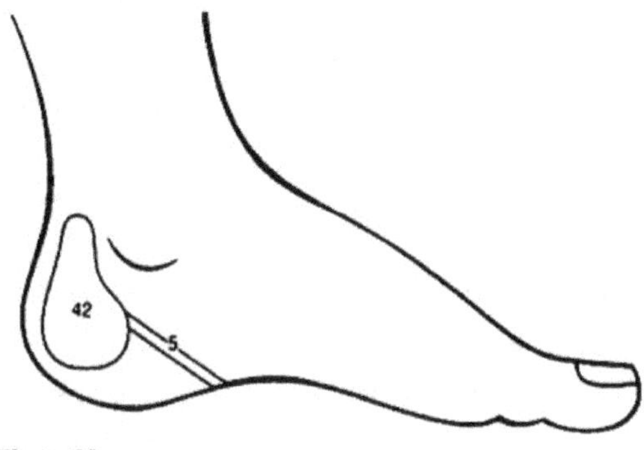

Figura 25.

42 Matriz (útero).

5 Vagina

Situación. La matriz está fijada por unos ligamentos entre la vejiga y el recto. Se trata de un órgano musculoso, hueco y en forma de pera. Hay que distinguir el cuello y el cuerpo de la matriz. Este último está inclinado ligeramente hacia adelante mientras que el cuello desemboca en la vagina por un canal extensible.

Zona refleja. La zona refleja está en el interior de los dos talones, justo encima del calcáreo para el útero y para la vagina se encuentra en la línea exterior del talón en dirección a la zona del útero, (ver figura 25).

Trastornos. Pérdidas (leucorreas) debidas a anemia o infección. Desprendimiento de matriz.

Pecho

El pecho se compone esencialmente de 15 a 20 glándulas mamarias de tejidos adiposo y conjuntivo. En medio del pecho se encuentra el pezón rodeado de una aureola muy pigmentada. En el pezón se encuentran pequeños poros que desembocan en los conductos lactíferos.

Misión. Transmutación de sangre en leche.

Zona refleja. El punto reflejo del pecho derecho se encuentra en el pie derecho y el izquierdo en el pie izquierdo. Estas zonas se encuentran en el dorso del pie entre el segundo, tercero y cuarto metatarsiano (ver figura 26).

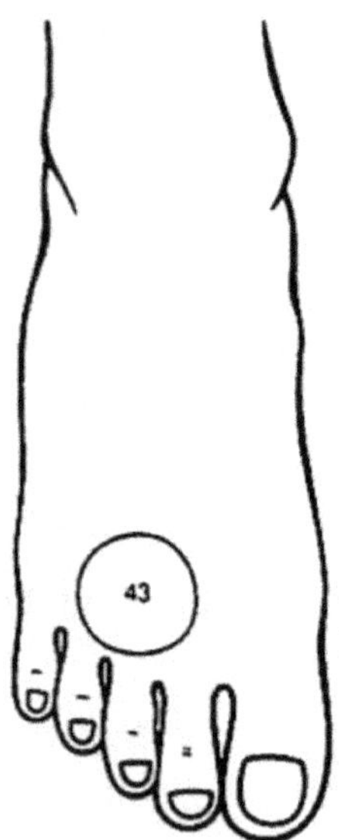

Figura 26.
43 Senos

Órganos genitales masculinos

Pene

Es el órgano genital externo masculino, anatómicamente se distingue una raíz situada por debajo de la región púbica y una parte libre o cuerpo, cuyo extremo anterior recibe el nombre de glande y tiene forma de una bellota. El glande está revestido de un caperuzón cutáneo llamado prepucio del que se puede liberar traccionando la piel hacia atrás. Por el interior del pene se desliza la porción terminal de la uretra, conducto a través del cual se expulsa la orina y el esperma.

La zona refleja. Corresponde a la misma de la vagina (ver figura 27).

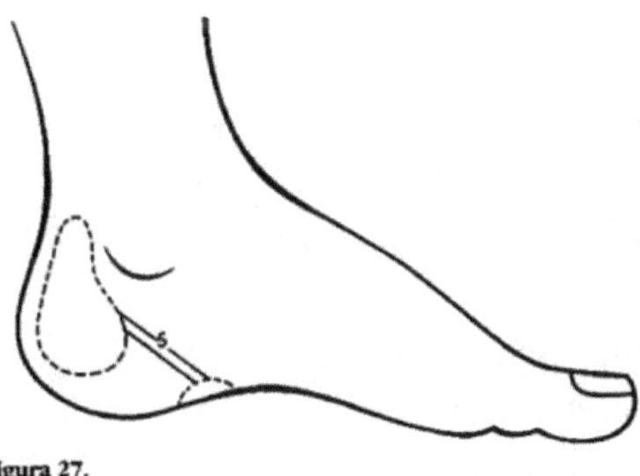

Figura 27.
5 Pene

Testículos Los dos testículos se desarrollan en la cavidad abdominal. Justo antes del nacimiento emigran a lo largo del canal inguinal en el escroto.

Misión. La producción de hormonas masculinas. Formación de espermatozoides.

Epidídimo. Por una serie de canales, los espermatozoides pasan de los testículos a los epidídimos situados encima de los testículos.

Misión. Su misión es terminar el proceso de maduración de los espermatozoides y almacenaje de los mismos.

Conductos deferentes. Estos canales de una longitud de unos cuarenta centímetros se reúnen en el epidídimo para desembocar enseguida en la uretra, una vez atravesados el canal inguinal y la próstata.

Zona refleja de los testículos, epidídimo y conductos deferentes. Se encuentra en el exterior del talón y corresponde a la misma de los ovarios y trompas (ver figura 24).

Trastornos de los testículos, epidídimo y conductos deferentes: Inflamación. Impotencia. Orquitis.

Próstata

La próstata es un glándula parecida a una castaña y está situada en la superficie inferior de la vejiga. Rodea la parte posterior de los uréteres y segrega un líquido lechoso que acompaña la eyaculación seminal.

Zona refleja. Se encuentra en el interior del talón y análoga al útero (ver figura 25).

Trastornos. Hipertrofia de la próstata, infección y retención de orina.

Órganos respiratorios Laringe La laringe está compuesta por 5 cartílagos y constituye junto con otros músculos y ligamentos el aparato fónico.

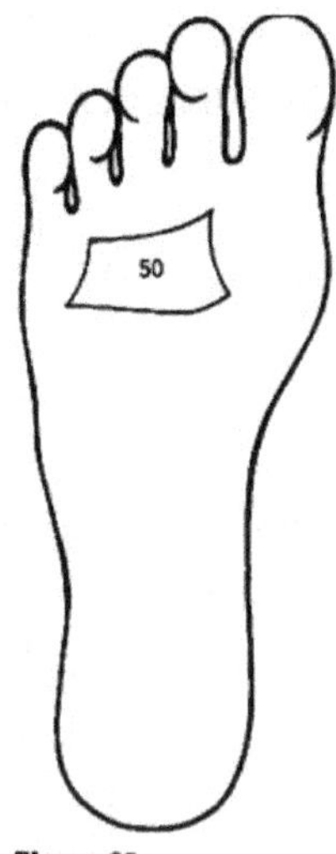

Figura 29.
50 Pulmón y bronquios

Figura 29.

50 Pulmón y bronquios

Zona refleja. Se encuentra en la articulación de base del dedo pulgar entre éste y el dedo segundo. Debe masajearse los dos pies (ver figura 28).

Trastornos. Debilidad de la voz. Ronquera y afonía. Traqueo-arteria, bronquios, pulmón De una longitud de unos 13 cm., la traqueo-arteria parte de la laringe y se va hacia abajo. A la altura de la quinta vértebra dorsal, se divide en tronco bronquial derecho e izquierdo. Los bronquios penetran en los pulmones y se ramifican hasta las alveolas y en cuyo nivel se operan los cambios gaseosos.

Zona refleja. La zona refleja de la traqueo-arteria se localiza en el sector de los lagos linfáticos. La zona de los pulmones y bronquios se encuentran debajo los cojinetes plantares del pie derecho e izquierdo (ver figura 29). **Trastornos.** Bronquitis, neumonía y asma.

Órganos de los sentidos

Ojos

Los dos globos oculares están colocados en las órbitas rellenas de tejido adiposo. Su movilidad en todas direcciones está asegurada por seis músculos que fijan el ojo. El trabajo de los músculos se efectúa simétricamente, de tal manera que los dos ojos ejercen los movimientos simultáneos. Este proceso está dirigido por tres pares de nervios cerebrales. Encima del ángulo externo del ojo se encuentra la glándula lacrimal que segrega el líquido lacrimal y que a través del movimiento de los párpados se reparte a lo largo de la membrana fibrosa antes de ser derivado hacia la nariz por el canal lacrimal. Para proteger al ojo de cuerpos extraños y rayos, las pestañas cubren el borde de los párpados.

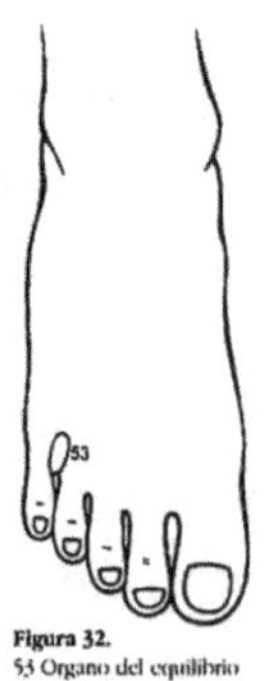

Figura 32.

53 Órgano del equilibrio

Zona refleja. Las zonas reflejas de los ojos están cruzadas. La del ojo derecho se encuentra en el pie izquierdo y la del ojo izquierdo en el pie derecho.

Su punto se encuentra debajo y entre el segundo y tercer dedo en sus caras inferiores. Se prolonga hasta el cojinete del pie (ver figura 30).

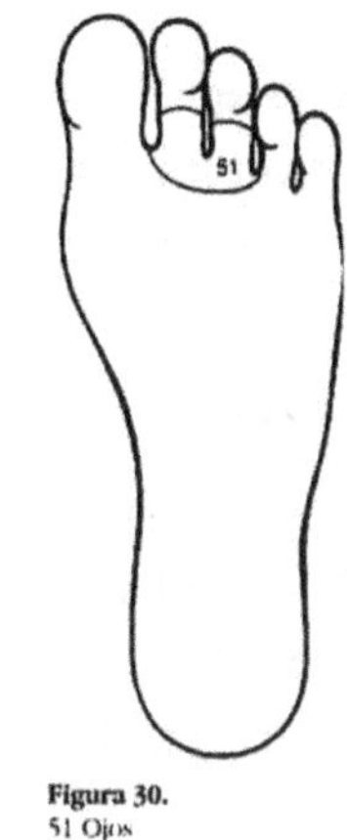

Figura 30.
51 Ojos

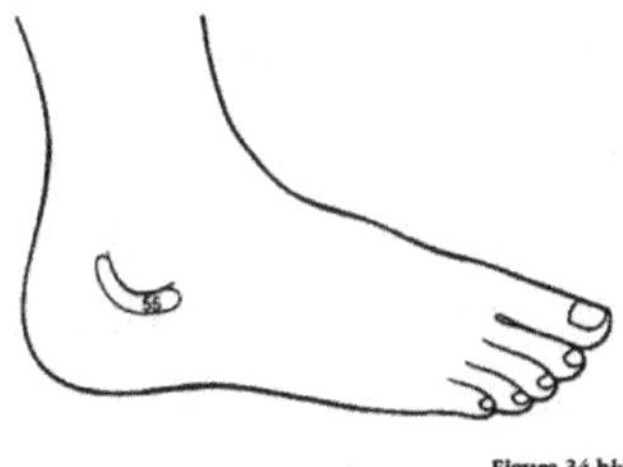

Figura 34 bis.
55 Articulación de la cadera

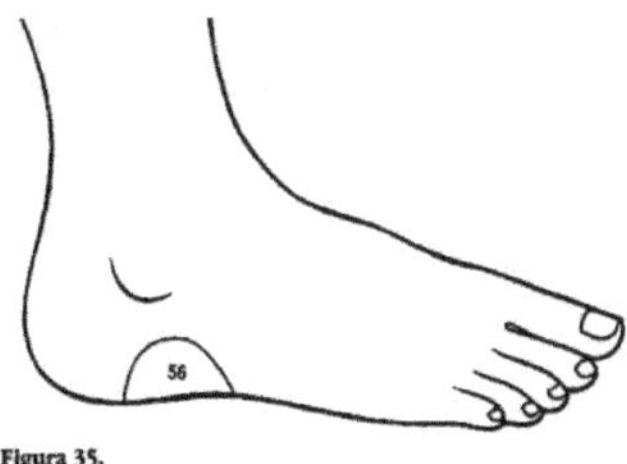

Figura 35.
56 rodilla

Trastornos. Inflamación purulenta con orzuelo, conjuntivitis, estrabismo, miopía, cataratas. Oído Se distinguen tres partes en el mismo: el oído externo, el oído medio y el oído interno. El oído externo se compone del pabellón cuya misiones de captar la onda sonora y dirigirla hacia el conducto auditivo externo. Dentro de éste se encuentran las glándulas de cerumen.

El oído medio está separado del oído externo por el tímpano. Se encuentran también el martillo, el yunque y el estribo. Estos tres elementos deben guiar la onda sonora dentro de la oreja interna. El oído interno. Es ahí donde se encuentra el conducto auditivo y el centro del equilibrio.

Zona refleja. La zona refleja del oído se encuentra entre el tercero y cuarto dedo y se prolonga hasta el cojinete del pie. Estas zonas también están cruzadas: la del oído derecho se encuentra debajo el pie izquierdo y viceversa (ver figura 30).

Trastornos. Catarro agudo de las trompa de Eustaquio y de la oreja media, otitis, sordera.

Zona refleja de los trastornos del equilibrio. Las mujeres sufren más a menudo los trastornos del equilibrio y la razón proviene una vez más del calzado inadecuado. La zona refleja se encuentra, tal como muestra la figura 32, en la concavidad entre el cuarto y el quinto dedo, a un cm. y en dirección al talón. Debe masajearse en los dos pies. Trastornos del equilibrio. Mareos, nauseas, vértigo.

Las zonas reflejo del pie derecho

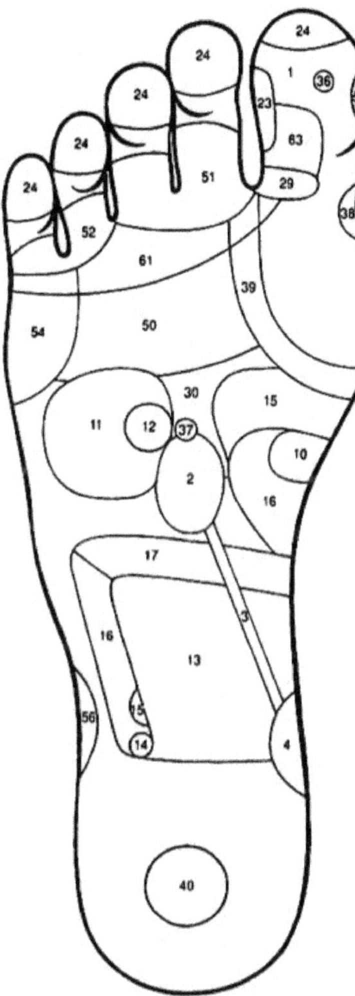

1.- Cabeza (cerebro) hemisferio izquierdo
24.- Senos (parte izquierda)
63.- Tronco cerebral
36.- Hipófisis
23.- Sien Izquierda
57.- Nariz
29.- Nuca
51.- Ojo izquierdo
52.- Oreja izquierda
54.- Hombro derecho
61.- Trapecio derecho
39.- Tiroides
38.- Paratiroides
50.- Pulmón derecho, bronquios
8.- Estómago
9.- Duodeno
10.- Páncreas
11.- Hígado
12.- Vesícula biliar
30.- Plexus solar
37.- Suprarrenal derecha
2.- Riñón derecho
3.- Uréter derecho
4.- Vejiga
13.- Intestinos delgados
14.- Apéndice vermicular
15.- Válvula íleo-cecal
16.- Colon ascendente
17.- Colon transverso
56.- Rodilla derecha
40.- Glándulas genitales derechas (ovario o testículos)

Las zonas reflejo del pie izquierdo

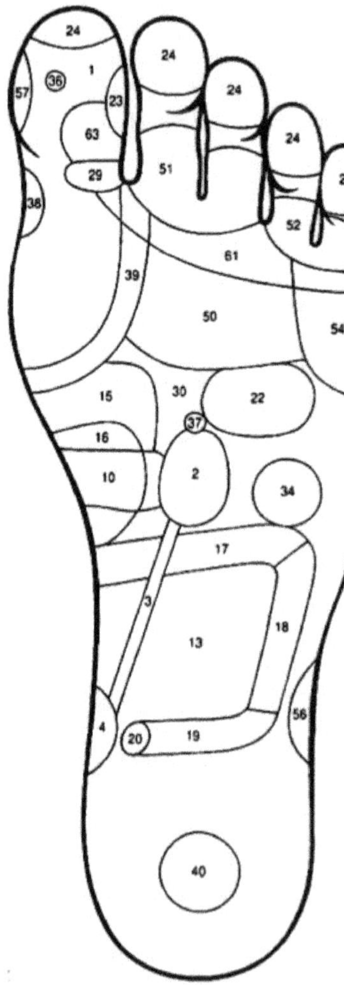

1.- Cabeza (cerebro) hemisferio derecho
24.- Senos (parte derecha)
63.- Tronco cerebral
36.- Hipófisis
23.- Sien derecha
57.- Nariz
29.- Nuca
51.- Ojo derecho
52.- Oreja derecha
54.- Hombro izquierdo
61.- Trapecio izquierdo
39.- Tiroides
38.- Paratiroides
50.- Pulmón izquierdo, bronquios
8.- Estómago
9.- Duodeno
10.- Páncreas
30.- Plexus solar
37.- Suprarrenal izquierda
2.- Riñón izquierdo
3.- Uréter izquierdo
4.- Vejiga
13.- Intestinos delgados
17.- Colon transverso
18.- Colon descendente
19.- Recto
20.- Ano
22.- Corazón
34.- Bazo
56.- Rodilla izquierda
40.- Glándulas genitales izquierdas (ovario o testículos)

Las zonas reflejo en el interior i exterior del pie

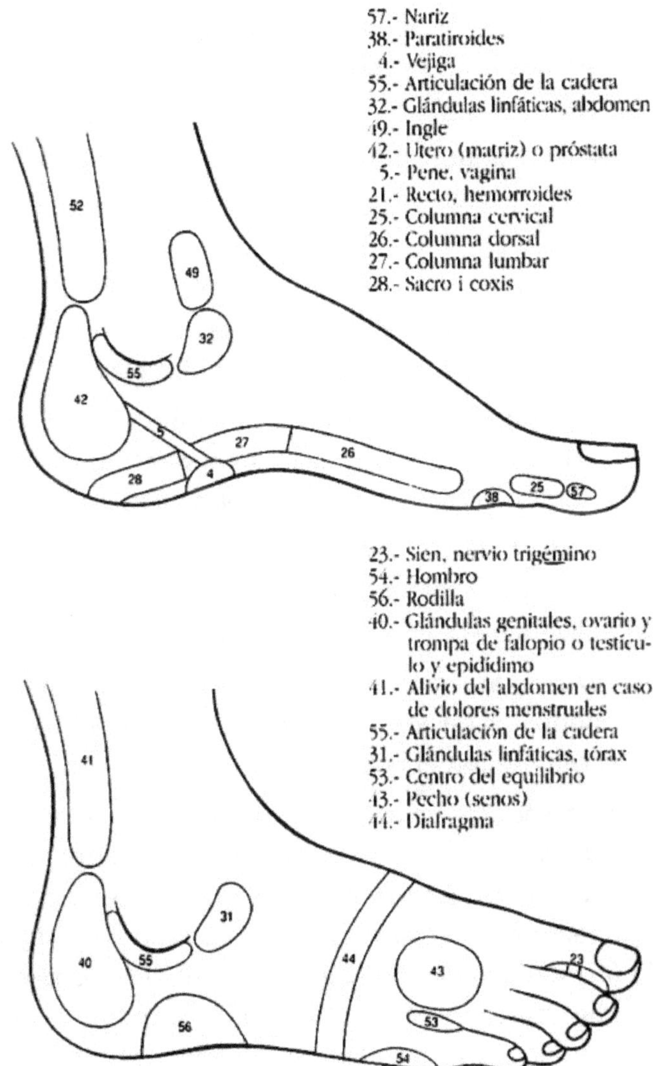

Glándulas suprarrenales: producen adrenalina, 'la hormona de -combate o huida"' y otras hormonas que afectan al funcionamiento muscular y al equilibrio mineral.

Cerebro: supervisa el sistema nervioso central y el sistema endocrino, que controlan conjuntamente todo el cuerpo. Almacena las experiencias vitales y la capacidad de aprendizaje.

Páncreas: produce una hormona, la insulina, que controla el nivel de azúcar en la sangre. Produce los jugos digestivos.

Pituitaria: regula las otras glándulas endocrinas, el equilibrio del agua, la presión de la sangre, la maduración sexual y la reproducción. Reajusta el metabolismo.

Tiroides/paratiroides: regulan el metabolismo, el crecimiento y el desarrollo y controlan los niveles de calcio: las glándulas paratiroides registran los niveles de calcio y fósforo.

Ovarios/testículos: producen hormonas que tienen influencia en el vigor mental, el desarrollo físico y las capacidades reproductivas. Mantienen el impulso sexual.

Útero/próstata: producen hormonas que influyen en el vigor mental, el desarrollo físico y las capacidades reproductivas. Mantienen el impulso sexual.

Los procesadores de alimentos: El sistema digestivo Los órganos del sistema digestivo son los procesadores de alimentos del cuerpo. La comida es ingerida, digerida, asimilada, y finalmente se elimina la parte residual. Los órganos que lo forman son el estómago, el hígado y la vesícula biliar, el páncreas, el intestino delgado, el colon y el recio. que la teoría de la reflexología se reconoce la tensión por su influencia global en el proceso digestivo.

Por ello, el área reiterativa, el plexo solar, se encuentra incluida como un área de énfasis.

Colon: absorbe agua y electrolitos a partir del material residual. Almacena materia fecal.

Hígado/vesícula biliar: desintoxica los alimentos y los fluidos consumidos. Almacena glucógeno para suministrar una concentración sostenida de material nutritivo.

Segrega bilis que lubrica la zona digestiva y prepara proteínas, carbohidratos y grasas para su absorción en el sistema sanguíneo.

Páncreas: segrega el jugo pancreático, que neutraliza los ácidos del estómago. Produce enzimas que ayudan a desmenuzar sustancias para la absorción a través del intestino en el flujo sanguíneo.

Recto: comprende los últimos centímetros del colon.

Intestino delgado: absorbe sustancias nutritivas.

Estómago: órgano de la digestión.

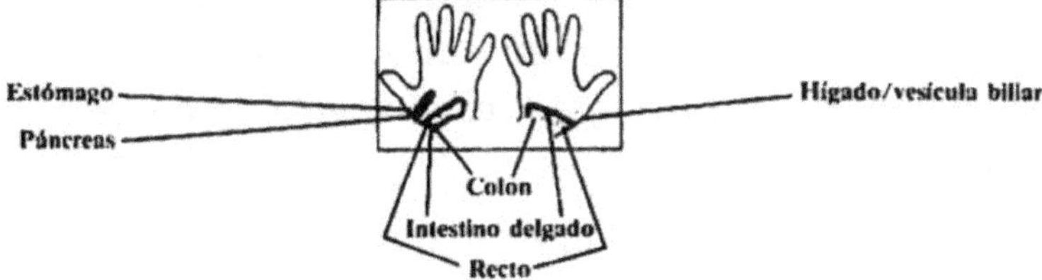

El proceso defensivo: El sistema inmunología) y otros órganos. El proceso defensivo reconoce el sistema inmunológico y las partes del cuerpo que son vulnerables a la tensión. El factor de conexión dentro de este grupo es la interacción entre las defensas del cuerpo y la parte vulnerable del cuerpo. Las defensas del cuerpo están representadas por las glándulas suprarrenales, la glándula pituitaria y el bazo. Las partes vulnerables del cuerpo incluidas en esta sección son la vejiga, la oreja, los senos (cavidades en el interior de la cabeza),los riñones, los pulmones y la garganta. Nombramos las áreas reiterativas por medio de los términos de reflexología tradicionales, tales como ojo/oreja para la oreja.

Glándulas suprarrenales: producen un tipo natural de cortisona que ayuda a reducir la inflamación.

Vejiga: depósito para la orina.

Ojo/oreja: órganos sensitivos que informan al cuerpo acerca de la visión y el sonido.

Cabeza/senos: la cabeza contiene el cerebro, varios órganos sensitivos, los senos y las aberturas para la comida y el aire.

Riñones: regulan el fluido y purifican la sangre; regulan el equilibrio ácido/alcalino, así como la sal y otras sustancias contenidas en la sangre, y estimulan la producción de glóbulos rojos.

Pulmones: regulan el ingreso de oxígeno en el flujo sanguíneo.

Pituitaria: regula las glándulas endocrinas.

Bazo: produce anticuerpos y filtra los fluidos linfáticos; elimina los glóbulos rojos defectuosos y recicla el hierro para la producción de hemoglobina.

Garganta: conducto para los alimentos y el aire.

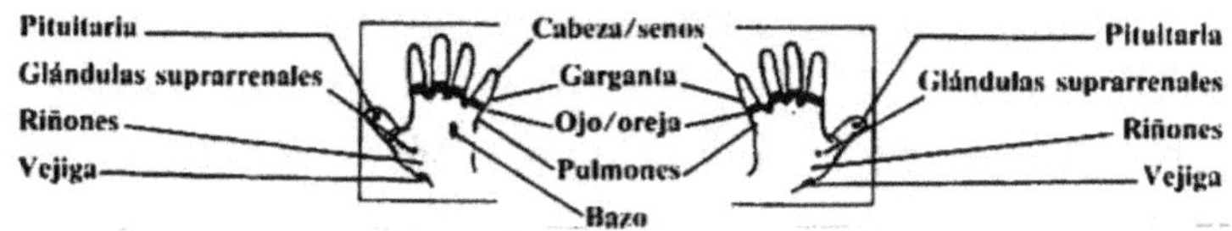

La estructura: El sistema esquelético-muscular El sistema esquelético-muscular es el responsable de dar forma y movimiento al cuerpo. Nos mantiene erguidos. Todo el cuerpo participa en el proceso. Según la teoría de la reflexología, el sistema esquelético-muscular se reconoce a través de las áreas reiterativas: el cuello, la parte superior de los hombros, el hombro, la zona de entre los omóplatos, la parte superior de la espalda, las caderas,rodillas y piernas, la parte inferior de la espalda y la columna vertebral.

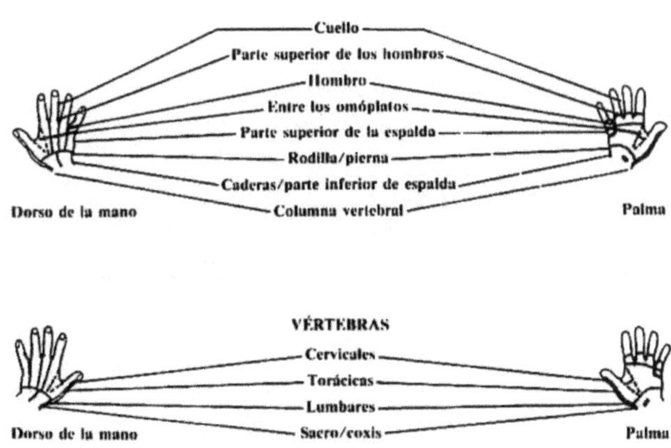

El sistema eléctrico: El sistema nervioso El sistema nervioso regula las actividades musculares y secretoras del cuerpo. El sistema nervioso central está compuesto por el cerebro, la columna vertebral y los nervios que parten de los mismos. Las funciones incluyen la recopilación de información (función sensitiva) y la respuesta a la misma (función motora), así como los ajustes dentro del marco interno (homeostasis). El plexo solar es un red nerviosa. Según la teoría de la reflexología, el área reiterativa del plexo solar se encuentra incluida como una categoría en el sistema nervioso.

Cerebro: rige el sistema nervioso central y el sistema endocrino, que controlan conjuntamente todo el cuerpo. Almacena la experiencia vital y la capacidad de aprender.

Plexo solar: red de nervios situada en la pared del diafragma.

Columna vertebral: continuación del cerebro. Los nervios de la columna llevan información hacia y desde las glándulas, los músculos y los nervios periféricos.

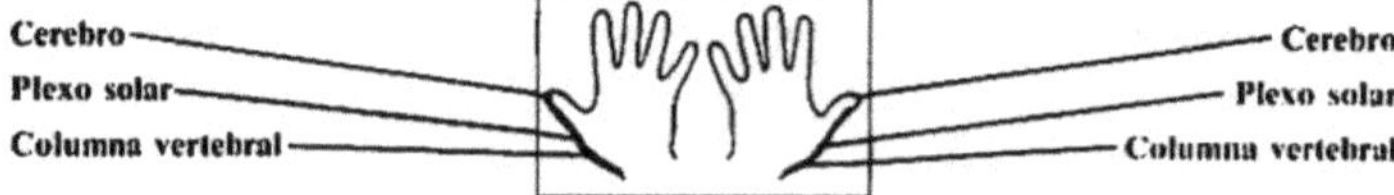

Fluidos en circulación: El sistema circulatorio

En sentido general, el sistema circulatorio es el responsable del flujo constan- te de sangre y de otros fluidos corporales. El corazón es una bomba cuya acción mantiene la circulación de la sangre, que transporta elementos nutritivos,hormonas, vitaminas, anticuerpos, calor y oxígeno para los tejidos y que elimina todos los materiales residuales. El sistema circulatorio está compuesto por el corazón, los vasos sanguíneos y el sistema linfático. El sistema linfático es la red global del cuerpo que baña las células del cuerpo con su fluido.

Corazón: bombea sangre de las venas a las arterias.

Sistema linfático: filtra los fluidos corporales, combate las infecciones y elimina los residuos.

De la parte superior de los hombros al plexo solar

Relación de la mano con el cuerpo

Parte superior de los hombros
Pecho/pulmón/senos
Plexo solar
Hombro
Brazo
Corazón

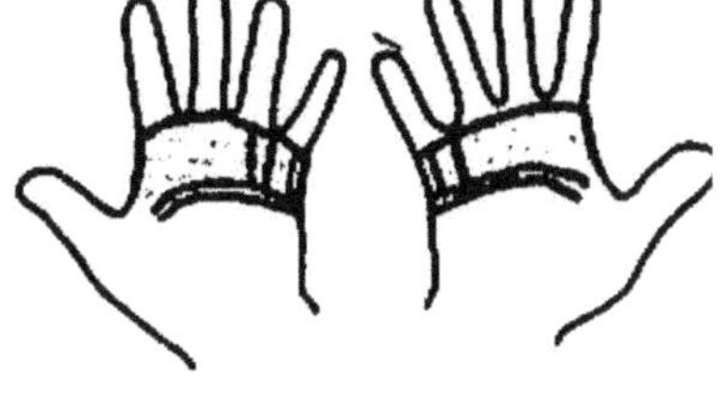

Parte media del abdomen

Relación de la mano con el cuerpo

Plexo solar
Glándulas suprarrenales
Estómago
Páncreas
Riñones
Vejiga
Columna vertebral
Colon/intestino delgado

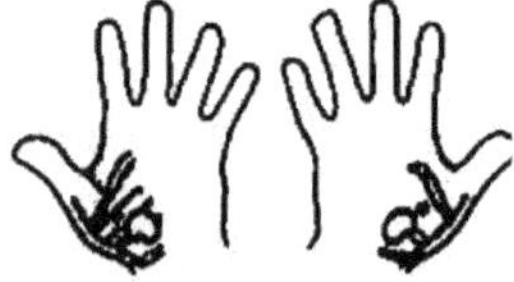

Del plexo solar hacia abajo

Relación de la mano con el cuerpo

Estómago
Bazo
Hígado/vesícula biliar
Páncreas
Colon
Intestino delgado
Parte superior/inferior de la espalda
Caderas

De la parte superior de los hombros hacia abajo

Relación de la mano con el cuerpo

Parte superior de los hombros
Parte superior/inferior de la espalda
Rodilla/pierna
Caderas
Sistema linfático
Columna vertebral
Plexo solar

DIAGRAMA DE REFLEXOLOGIA DE LA MANO

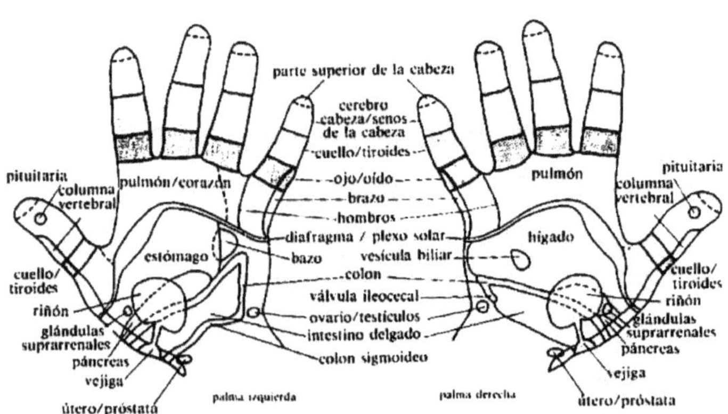

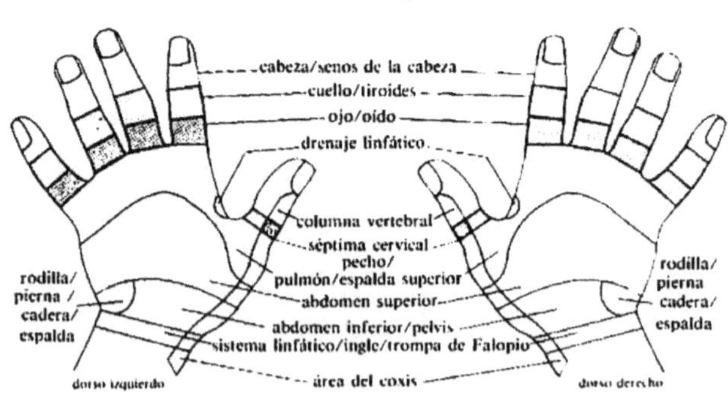

www.ingramcontent.com/pod-product-compliance
Lightning Source LLC
LaVergne TN
LVHW010434230826
846092LV00009BA/1159

* 9 7 8 8 4 9 9 8 1 8 1 2 2 *